儿科手记

——一个中医奶爸的碎碎念

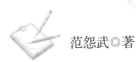 范怨武◎著

U0335000

全国百佳图书出版单位
中国中医药出版社
·北京·

图书在版编目（CIP）数据

儿科手记：一个中医奶爸的碎碎念 / 范怨武著 . —
北京：中国中医药出版社，2022.8（2024.12重印）
ISBN 978-7-5132-7621-4

Ⅰ . ①儿… Ⅱ . ①范… Ⅲ . ①中医儿科学—中医
临床—经验—中国—现代 Ⅳ . ① R272

中国版本图书馆 CIP 数据核字（2022）第 081441 号

融合出版说明

本书为融合出版物，微信扫描右侧二维码，关注"悦医家
中医书院"微信公众号，即可访问相关数字化资源和服务。

中国中医药出版社出版

北京经济技术开发区科创十三街 31 号院二区 8 号楼
邮政编码　100176
传真　010-64405721
三河市同力彩印有限公司印刷
各地新华书店经销

开本 710×1000　1/16　印张 13　字数 185 千字
2022 年 8 月第 1 版　2024 年 12 月第 5 次印刷
书号　ISBN 978-7-5132-7621-4

定价　49.00 元
网址　www.cptcm.com

服 务 热 线　010-64405510
购 书 热 线　010-89535836
维 权 打 假　010-64405753

微信服务号　zgzyycbs
微商城网址　https://kdt.im/LIdUGr
官 方 微 博　http://e.weibo.com/cptcm
天猫旗舰店网址　https://zgzyycbs.tmall.com

如有印装质量问题请与本社出版部联系（010-64405510）

目　录

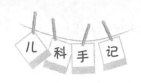

引子：医者从文的缘由

我一直犹豫要不要把公众号的文章整理成书，这一犹豫，就过去了五年。

我犹豫的是什么？

是怕读者带着极大的期望而来，却因为我的水平技术不够，最后失望而归。

我只是一个极为普通、平凡的中医师，只不过笔头稍微勤快一点，把临床的点滴记录下来。慢慢地，得到了许多人的认可。很多热心的读者，帮我把讲座整理成文章并校对文字，我很感谢这些无私奉献的朋友们。

这几年，诊务越来越繁忙，无论是讲座或文章，更新的频率也越来越低。

二宝出生后，就忙得更加没有时间。

人生，对于我来说最重要的是什么？

刚毕业的时候，我认为谋生最重要，要改善自己的生活。

到了这个阶段，却不那么想了，随着年龄的增加，人生态度、三观都会发生改变。现在，家人的健康，自己所关心的人的健康，还有自己喜欢的中医事业，这些才是最重要的。追求中医，让它变得更好，让自己变得更卓越，去帮助更多的人，这将成为我以后人生的一个方向。我尽量去做一个"翻译"的工作。

翻译什么呢？就是把我所学到的看起来很专业的中医知识，尽量让大家都能读得明白、看得轻松，甚至快乐地学习。

我刚开始学习中医时，由于对疾病了解得不够深入，初临证也会很害怕。慢慢地，随着经验的不断积累，细心钻研，寒窗苦读，对疾病有一

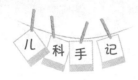

定把握时，内心就会坦然地面对。当我们知道有些疾病当下无法彻底治愈时，心下也变得坦然，但不要气馁，还有很多中医的解决方法等着我们探寻、验证，作为一位医者，我一直以这样的目标要求自己。

所有的事情都会有遗憾，包括医学，虽然有些患者，没能被挽救过来，但这更加激励着我们这些业医者，要更努力，才能帮助到更多的患者。

哪怕现在不能解决，留下文字，给同行也好、后人也罢，哪怕有一点点的启发，至少这是我曾经留下的痕迹。

即使有些错谬的地方，也给后面的人提供了一个反面的参照，避免重蹈覆辙。

我仅从医十几年，难免有些观点过于稚嫩，有些朋友说：你万一错了，出书的影响会很大。可是人无完人，错了就让大家来批评我吧。

小儿的吃穿，必须与其生理相匹配

学习任何一门学问，永远都不要绕开基础知识就直接上手，这不利于长远的发展，不积跬步，无以至千里。学中医也一样，需要从头学起。

我们经常讲小儿，那么几岁归为小儿呢？《小儿卫生总微论方·大小论》中叙述："以今时言之，当以十四以下为小儿治。"按照中医药高等院校第六版教材《中医儿科学》的分类：12岁以下归为小儿。

小儿的基本生理特点，包括生长与发育。生长是指形体上的不断增长，发育是指功能上的不断成熟与完善。特别注意的是，小儿在生活上不能等同于成人（特别是穿衣吃饭）。小儿的吃穿，必须与其生理相匹配，若盲目照搬成人，极易太过和不及。

一、脏腑娇嫩，形气未充

"脏腑娇嫩"，指五脏六腑很娇弱，没有发育完全，没有长好，不坚强，不坚硬，不耐攻伐，也不能太补。实际上我们平时吃的各种补品，对于小儿娇嫩的脏腑来说，就是一种负担。小儿也不耐寒暑，意思就是稍冷稍热都可能出问题，所以说"腹中常有三分饥，身上常有三分寒"。

"形气未充"，是说脏腑的功能还不完善，所以小儿吃食不能和大人一样。无视小儿的生理特点，给孩子不匹配的药物、补品、食物，都是有害的。

门诊上，我遇到不少心脏发育不良的患儿，如卵圆孔未闭等病，一两年后自己长回去了，甚至见过一例房室间隔缺损的患儿，最后自己也长好了。因此，人的脏腑功能，在出生后，是可以一点点发育加以完善的。

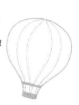

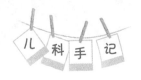

人体的每个系统都有各自的寿命，该发育的时候自然发育。没有到时间，你让它提前发育，就会"透支"这个系统，到后期这个"透支"的系统将会无法支撑身体正常的运行。

所以，我们要按照孩子的特点给他们喂饭、穿衣——七分饱、三分寒，这很重要。这么小的人儿，消耗多少就补充多少，不能过量。

说到小儿生理特点，必然涉及母亲的孕期和哺乳期，其实都是一个道理。一旦孩子生病，哺乳的母亲，就要清淡饮食。

《普济方·婴孩初生门》指出："……其或母用性不顺，则气血乱，气血乱则乳汁不和，乳汁不和，令儿见逆。"

母亲吃了滋腻的补品或食物，乳汁也会和补品一样滋腻，反而会加重孩子的症状。所以，小儿生病期间，乳母一定要注意饮食。不要过度纠结孩子的营养问题，现在的孩子营养不良，大多数是内源性的缺乏，即吸收障碍，而非外源性的摄入不足。

二、生机蓬勃，发育迅速

"生机蓬勃，发育迅速"指小儿特别有生命力、有活力，发育速度快，尤其是一岁以内，几乎每天都有变化。正因为发育快，所以需要一定的物质营养，不能少，但又不能过多。宗旨是：吃我们脾胃能接受的、易消化的食物，不过食。

三、发病容易，变化迅速

患儿生病有什么特点呢？大体有两点：发病容易，变化迅速；脏腑轻灵，易趋康复。

平时我们会发现，孩子稍微吃多一点就很容易发热。而且变化非常快，一会儿就高热，很容易抽搐，很容易喘，也很容易流鼻血……为什么发病容易，变化这样快呢？因为小儿生机蓬勃，阳气充足。我们打个比方，孩子就像是小火炉，你抱着他就能感受到那种温度，代谢速度比成年人快，"五行六气之流行，最速莫如火风"（《临证指南医案·诸痛》），所以容易动火动风。一热就动风，动风就抽搐，动火就出血。

变化迅速是指小儿发病过程中病机很容易发生转化，特点是：易虚易实，易寒易热。我们一定要深刻理解这八个字，因为孩子的病机就是传变迅速，所以不要轻易给孩子贴上虚或实之类的标签。疾病是非常复杂的，现在也许是虚，但是一会儿就变成实了，现在可以是寒，但马上又变成热了。如果孩子三天两头感冒——虚，吹点风就流清鼻涕——寒，转过头他又流鼻血、便秘或发湿疹，这又是实，又是热了。

如果孩子出现畏寒、怕冷、流清涕，但同时又有皮肤红肿、瘙痒、渗水，一方面虚寒，另一方面湿热，这是寒，还是热？实际上就是复合型体质。大家一定要记住，复合型体质的人占绝大多数。

因此我们看病的时候，尤其是儿科，不要轻易地贴标签，为什么寒的人身上不能有热，热的人身上不能有寒？为什么虚的人身上不能有实，实的人身上不能有虚呢？一定要记住这一点。一旦给孩子贴标签，你自己会乱用药，用错药比不用药还糟糕。

如今物质条件好了，很多家长会买补品给孩子吃，比如炖点冬虫夏草、燕窝、海参；等等。别人说补品好，不少家长就轻易相信，医生说什么反而不信。结果就是补多了，热量多了，孩子就要散热，怎么散？通过出汗这种模式，带走热量，小儿会出现盗汗。有热要出来，往皮肤走，就会出现湿疹、瘙痒、背痒（很多孩子喜欢挠背，背上会出现红点）……

再举一个寒热同存的例子。

一个有阳明胃腑热的孩子，常会大汗淋漓，这是热。

出去玩，跑起来，这时的他是一直处于出汗的状态，且是他正常的状态。

但跑起来时，产生了风，这个风在他身体上快速流动。学过物理的我们应当记得，空气流动加速，会加速水的蒸发，同时水会带走大量的热量。

所以体表的汗，一下子蒸发，会猛然带走大量的热量，会让人有

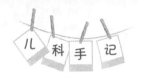

凉感，这对于大脑产生了一个信号，即体温下降过快，要保存体温，要启动保护机制。

一是引起毛孔收缩，二是体表毛细血管收缩，于是就出现寒凉的感觉，这就是风寒了。所以你看，同时有寒、有热。

归根结底，很多问题还是饮食上的不合理所造成，"小儿进补，老来受苦"。

小朋友进补，后期清湿热的过程会很长。

吃的时候容易，排的时候就难了。

很大程度上，小儿身体变化，和吃东西关系密切。

特别是一些虚的小朋友，本来虚寒的感冒快好了，回去之后一顿鸡汤，又变成湿热了。

一些药物也能导致体质的偏差，所以治疗小朋友，我们一定要非常细心。小儿疾病变化非常迅速。容易虚也容易实，不要一见虚就马上补，一补过度就变成实了。

我所强调的忌口，是有节制地吃，不是百分之百不能吃，就是说吃东西的时候要想想，要克制一下，不能想吃就吃。

四、脏腑轻灵，易趋康复

孩子的问题，哪怕再复杂，变化再迅速，但其身体比成年人纯净得多，里面没有那么多杂质，不像成年人身体里要有相对更多的痰湿、瘀血及虚损。所以普通的小儿疾病治疗起来，较成年人来说，好得非常快。

之前我看过一个孩子，隔三岔五，反复高热40℃，最长一次曾发热17天。最后用白虎汤给他降了下来，过了一年半来复诊，长高了很多，声音洪亮。所以孩子哪怕再重的病，不要慌，他恢复起来非常快，所以大家不要担心。哪怕是重病，我们也要有信心，不要看轻孩子的恢复能力。

如果是先天不足，则另说。

得病的几个原因

　　成人也好，小儿也罢；中医也好，西医也罢。我们治疗疾病，必须知道是什么东西引起人体生病，从而才能有针对性地指导治疗，这算是辨病因论治。而对于家长而言，讲病因的主要目的是消除大家对疾病的恐惧。

　　我们仅从中医的角度去分析生病的原因，大体上分为四类。

　　第一是外感病因，就是从外面遭受的。

　　第二是内伤病因，从人体内部产生的。

　　第三是病理产物致病的原因，为次生病因，通常由于外感或内伤造成的病理产物，如水湿、痰饮及瘀血。

　　第四类病因，包括外伤、寄生虫感染、药邪、医疗过失、先天因素等。

一、外感

　　外感，源于自然界，从肌表、口鼻侵入人体，从而导致发病。主要有以下因素：风、寒、暑、湿、燥、火、疫。

　　这几个外感病因有很明显的季节性，春季多风，夏季多暑，长夏多湿，秋季多燥，冬季多寒。还有地区性，比如西北多寒、燥，东南多湿。外感的六淫还有相兼性，可以单独侵袭，也可以两种以上侵犯人体。它们之间还能随着人的体质而互相转化，从阳化热、从阴化寒，这些就是外感病因的几个特性。

　　外感病因是有相对性的，只有过量的、超常的才能称为病因。比如过量的风、寒、暑、湿、燥、火，我们叫六淫。平时正常的、舒服的自然界气候即六气，对人体是无害的，并且是万物生长必要的条件，如果超过人

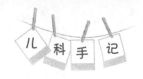

体承受调节能力，就是一种侵害，就会变成病因。

风邪——百病之长，最常见的病因

中医对风邪的认识很朴素，一开始是从自然界的角度去认识它，对风的特性掌握之后，就和人体身上的一些表现去对比，把它演绎之后再归纳，归纳之后把它定为风，然后观察服用药物后的反应，能够缓解这个症状的药就叫风药。通过这样几千年积累下来，就形成一套行之有效的理论与实践。

为什么把风列在最前面？因为风为百病之长，"长"——老大的意思，说明这个病因最常见。外感多风邪，内伤多肝风。

自然界的风是空气流动的一种变化，是不能停的，一停就不叫风了，所以它必然是以动为主，所以风性就是动的。联系到人体身上，比如说孩子老眨眼睛，这就是风；多动症，注意力无法集中，依然是风。风最重要的一个状态就是动，在人身上动来动去的东西，我们就归为风。另一特性，善行而数变，它会走来走去，变化多端。人体身上有哪一个病和这个风很像？游走性的关节炎。今天这里痛，明天那里痛。有些人明明就是手关节痛，脚踝关节痛，没多久，变成膝盖痛了。还有一些，比如说荨麻疹，突然一阵出现了，过一阵又消失了，这个就是"数变"了。

风还有一个特性，轻扬的、向上向外的、开泄的，所以它容易侵袭人体的上部：头面、五官，比如眼睛。刚刚讲频繁眨眼的抽动症，就是风；痒为泄风，鼻子痒，眼睛痒，耳朵痒也是风的影响。风还容易侵袭人的体表，特别是背部，后颈风池这个地方。

中医学有一句话叫"伤于此，必恶此"。就是说你被什么东西伤到了就会怕这个东西。一个人身上，如果怕风，那他被风所伤的概率就非常大。

所以当碰到病人，我们会收集他身上有没有风的信息，第一个就问怕不怕风，第二要问风吹到患者的身上，病是否会加重？是否游走？是否在上半部？有没有痒的表现？皮肤也好，气管也好，或者其他任何部位的地方出现了瘙痒，都要考虑到风的存在。因为风是开泄的，所以要泄风的时候，皮肤就要打开，就会出汗，怕风。开泄的过程就是打开你的皮毛，这时候出现瘙痒，就是体内有风要出来，出不来就鼓起来，皮肤就会鼓起一个包，时隐时现。有些人身上有这种气包，在内就是肝风，在外就是外风。

风为百病之长，"长"就是带头大哥，大哥就要带小弟，就必然要带动其他病因。讲个荨麻疹的例子，荨麻疹的特点是忽隐忽现，就是风带着走，但是，皮肤鼓起的地方叫作局限性水肿，就是只有那一块地方有水肿，可能有水饮在里面，由风带起的水，所以这些荨麻疹有风，还有水，如果瘙痒很严重，还有身上泛红，就是有热，如果渗水，那就还有湿。我们分析荨麻疹，有风、有水、有热、有湿，治疗这个病的时候，除了泄风之外，还要透热、利水、渗湿。

寒邪——寒为阴邪，易伤阳气

寒为阴邪，易伤阳气，怎么讲呢？冬天最容易感受到寒邪，例如北方的冬天，零下几十度，有人喝完酒之后，在路边睡着，第二天就冻死了，这就是伤了阳气，没有能量，就活不了。寒还有个特性，容易引起凝滞，这个也好理解，热胀冷缩嘛，一冷人缩成一团，你看看人家手揣起来、脖子缩起来、背弯起来，这个人就是收缩、凝滞状态。凝滞之后就不流畅了，所以寒性凝滞必须要结合寒性收引一起来讲。

伤于此，必恶此。受了寒的伤害之后，必然会怕寒。我们可以按照这几个特征来寻找寒邪：第一个怕冷，遇到寒凉发作。第二个身上有凝滞不动的地方，就是局部寒凉的地方，一定是有寒。或者关节遇到寒邪就痛，这叫不荣则痛。不荣则痛是什么意思呢？因为凝滞之后不通了，不通就没有营养去滋养它，缺血缺氧时的疼痛，会给大脑一个信号：恢复供血供氧。所以比如指节发白，就代表不通，没有营养没有血，它就发白。

不通则痛、不松则痛，最后的结果，都是出现局部的不荣——痛。

最后一个特性，寒性清澈。受了寒，人体流的鼻涕、眼泪、口水是清

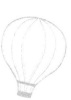

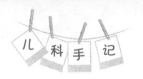

稀的，小便是清的，出的汗是凉的、清淡的，甚至排的大便都是水样的，呕吐物也是清的，身上一切分泌物，甚至连月经颜色都是淡的。这些很重要，因为我们要用之与湿来鉴别。

湿邪——阻滞气机，损伤阳气

湿是重浊、黏滞的。所以湿重的人会觉得头、脚很沉重，很疲劳。因为湿邪是黏腻的，就像背了个东西，负担了太多。湿邪会阻滞气机，损伤阳气。只要人体有湿气存在，就会有障碍，连我们的思维都会不顺畅，影响思考与学习。为什么呢？假如人体的大脑工作像电路，那么湿邪就像电阻一样，阻挠人体顺畅的思考。

湿为阴邪，阻滞气机又是什么意思呢？我们人体的胃肠道是产热的重要区域，胃肠道代谢产生的热量，也就是阳气通过躯干向四肢传达。但有的人，手脚冰凉，躯干却很热，喉咙肿痛，肛门热，口气臭，睡不着，这是怎么回事？是寒还是热？这其实是湿邪阻滞了阳气，传达不到四肢，所以湿邪有一个很重要的特点：阻碍气机。手脚得不到足够的阳气，肯定发凉。而中间阳气聚集的地方，又会出现热证。所以治这个病的时候，三仁汤也好、甘露消毒丹也好、达原饮也好，只要把湿邪一散，阳气外达了，人就清爽，人一清爽，手脚就暖了。把痰湿化了，气血才能顺畅，敷布全身，一个人没有负担了，就会觉得很轻松，就是这么个理儿。

湿邪和寒邪有个典型的鉴别点：寒邪的分泌物是清稀的，而湿邪的分泌物都比较黏滞。皮肤、头发油腻，早上起来眼睛睁不开、黏糊糊的，口腔黏腻，总感觉有痰，阴囊潮湿，外阴总是有分泌物，白带黏稠，总长湿疹等等，这些都是湿邪。只要想到身上东西是浑浊的，就有湿邪。

很多时候人体的病因不单单一种，我们一定不要单线思维，要用复合型的思维来考虑。因为病因很少单纯的一个寒，一个湿，一个风。可能夹有湿夹有寒，也有可能夹有风夹有湿，同时也有可能夹有热……所以学中医，要把所有症状列出来，身上既有清稀的分泌物，又有浑浊的分泌物，就是寒和湿同时存在，同时有瘙痒就是有风。我们在认识病邪的时候，一定要从这种复合型的角度去思考，绝对不能单一思维，一旦单一思维，就学进死胡同了。

暑邪——暑性升散，易耗气伤津，暑多夹湿邪

暑为阳邪，其性炎热，暑性升散，易耗气伤津，暑多夹湿邪。

暑邪特点就是热，具有很明显的季节性特点。

夏天中暑，高温引起的疾病。

身上已经37℃，室外也是37℃，人体没有办法顺畅地往外散热，就会蓄热。

为什么夏天容易口渴呢？因为在夏天，人体会不停地通过出汗散热。要散热，就会耗气、伤津，所以会干燥、口渴。当人体没有办法通过皮肤把多余的热量散到空气中，只能通过出汗、排尿，把热带走，所以暑邪是最容易伤津耗气的。

因为出汗多，气随津外泄，人的气也被消耗掉，所以暑天人会特别容易出现疲劳感与气短，同时胃津被耗后，胃口也会变差。这也是民间所谓的"苦夏"的原因。

暑邪还有一个非常重要的特点就是夹湿。暑和湿在一起就是暑湿或者湿热。夏天，下过雨之后，太阳一晒，水蒸气蒸上来就有湿，又有热，就是我们常说的湿热之邪。但是我们现代人的"暑"，不一定在夏天才"中暑"。举个例子，北方冬天有暖气，屋里面已经非常热了，还盖厚被子，吃雪糕、肥肉等可生湿，就容易在被窝里面中暑了，但这个"中暑"一定要加双引号的，意思是与中暑的病机很相似，可以用相同治法。

燥邪——燥性干涩，容易伤津液

燥邪的特点就是干燥，特别是秋天的时候，空气干燥，人的皮肤也干燥。

燥性干涩，容易伤津液，还伤肺。和湿邪对比起来，燥邪的特点就是没有分泌物，皮肤与黏膜都极易干燥。

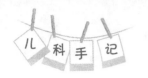

最常见的燥邪就是肺燥，痰少干咳，喉咙干痒，半夜喉咙干醒要喝水。肠燥，就是肠道没有分泌物，没有津液，大便干燥硬结。

说到燥邪，顺带提一下火邪。

火邪最主要一个特点，它是阳邪，也伤津耗气，是热的，火性炎上，所以上半部出现的火比较多。火邪还容易动血生风，出血。比如说牙龈出血是有热，如果伴有牙龈口腔黏腻的话，就是湿和热结合在一起。大便便血、皮肤出血、流鼻血，都是火邪最常见的表现。火邪还可以动风、生风，高热惊厥，热扰心神，热了之后人会失眠。火邪还容易致疮痈。

疫气——发病急骤，传变迅速

疫气的特点就是发病非常急，传变迅速，具有传染性、流行性、季节性、地域性，致病还具有选择性和特异性。

哪怕是传染病，我们还是按照六气来治，该寒就治寒，该热就治热，只是它的病情变化比较快。

二、内伤

从疾病来源上划分，中医分外感病和内伤病，外感病就是指感受从外而来的病邪，例如上一节讲的风、寒、暑、湿、燥、火、疫。而内伤病，就是病邪由内而生，从我们五脏六腑而生，直接伤及我们脏腑的疾病，主要有饮食内伤、七情内伤和劳逸内伤。

饮食内伤

首先，饮食与我们的肠胃道直接接触，是机械性的，不像外感六淫看似无形，但饮食我们是可以看到的，机械性的摩擦挤压造成的伤害就是最直接、最直观的一种内部损伤。

其次，我们每天都需要摄入饮食，一日三餐，饮食是我们生命活动的基础。

因为我们身体活动的能量，需要从饮食里面摄取，但供应不足或供应过多都会导致疾病，这就是内伤。所以饮食讲究量体裁衣，按照自己身体的状况来适量摄入，才有利于健康。

饥饱失常

饥饱失常，一个是过饥，即摄入不足；一个是过饱，也就是摄入过量。

说到过饥，大家会想现代社会物质丰富，饿肚子的情况必然很少，但实际上饿肚子的情况还是有的，例如加班加点，体力脑力一起消耗了我们很多的能量，有消耗就得有补充，如果加班，摄入就得比平时增加，得加餐。正常三餐其实不足，就相当于饥。所以临近下班，进食不及时、摄入不够量的，就容易低血糖，随之而来的就会心慌、手抖。低血糖从中医角度来说就是——"谷不入，半日则气衰，一日则气少矣"。少吃一顿饭，精气就不够了。

临床上更多的是过饱。现阶段，我国物质极大丰富，至少吃饱已经不成问题，但中医说："饮食自倍，肠胃乃伤。"对于孩子来说，造成过饱有两方面的原因：一是孩子自制力不足，喜欢吃的东西不知节制；二是孩子脾胃娇嫩，还未生长发育完善，代谢能力不如成人，家长拼命塞，所以稍微吃多一点就容易脾胃受损。饮食会直接对胃造成伤害，而脾和胃又相表里，所以脾胃是最直接受到损伤的一对脏腑。

一旦饮食超出我们身体的代谢能力，多余的食物就会积在胃肠道，消化不了还排不出去，这个排不出去不仅指粪便，还会变成痰湿或者积食。但你会继续摄入食物，吃进去容易、排出来难，那么多能量代谢不出去，就会对身体造成伤害。

积食在肠胃，犹如在地窖中发酵一样，发酵就会发热，这叫食积郁热。如果是进入血液的食物，例如淀粉化为糖后入血液，不能百分之百分解，就会造成血糖高，如果不能完全代谢，就会变成代谢中间的产物，这个代谢中间产物也是一种能量，身体不能将它完全分解，又不能被身体利用，这个富余的能量就会导致我们常说的上火。

食积是饮食内伤中最直观的一种，直接伤了脾胃。

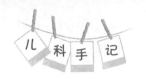

　　脾胃又是气血生化之源，我们身上的气血，包括卫气（就是保卫我们的气）、身体需要的能量等，都是从脾胃出来的，所以一旦脾胃受伤，身体的卫气就不足，必然容易感冒。食积的孩子特别容易反复感冒，因为他的卫气来源被削弱了，就像军队没有粮草，就无法打仗保卫国家，所以化完积，脾胃功能一恢复，反复感冒的情况也就缓解了，且不容易反复。

　　因此，病刚好的时候，不能吃太多。因为生一次病就相当于人体整体机能的下降，包括胃肠道机能的下降，普通正常的饮食，对于病刚好处于恢复期的人来说也许就是过量饮食。要是还按原来的量来吃，可能会直接把脾胃压趴，卫气供应不足，又病了，这个叫作食复——因为饮食而造成疾病复发。病好了并不等于满血复活，恢复期要注意饮食，清淡减量，避免食复。

饮食不洁

　　饮食不洁，也就是食用不清洁、不卫生、腐坏变质或者有毒的食物。这些食物会引起诸多疾病，其中以消化道疾病最为常见，例如呕吐腹泻，还有感染寄生虫。有些有毒的食物，例如黄曲霉素，会引起剧烈的腹痛、吐血甚至昏迷死亡。常吃剩菜，容易造成霉变物质的积蓄，造成黄曲霉素过量。买菜适量就好，尽量不吃剩菜剩饭。除了保持食物干净外，进食之前洗手也很重要。

饮食偏嗜

　　饮食偏嗜，有三种类型：一是五味的偏嗜，二是寒热的偏嗜，三是过量饮酒或者饮料。

　　第一种是五味的偏嗜，各种口味都有人喜欢，但是不管哪种味道，如果过量都会对脏腑造成损伤，这个损伤不仅可以直接损伤胃肠道，还可能会伤到其他五脏六腑。例如无辣不欢的人，得痔疮的多；好吃酸的人，"倒牙"的多；好吃甜的人，容易得糖尿病、肥胖、胆囊炎；好吃咸伤肾，等等。五味的饮食偏嗜会对五脏有所损伤，但也可以通过饮食来恢复它的平衡，并不一定就会伤得很严重。日常生活中我们最常见的偏嗜，就是肥甘厚味。过多食用肥腻、甜的、重口味的很容易生痰湿、痰热，随之而来的就是各种疾病，例如冠心病、肥胖、胆囊炎、皮肤上的痈肿恶疮等。

第二种偏嗜就是寒热偏嗜，选择的食物偏寒或偏热。例如家长喜欢给孩子炖个羊肉，炒个牛肉，名曰补补身体，还有很多禽类，热量也很高，例如鸡肉、鸽子肉、鹌鹑。最后就是烹饪方法，各种红烧、酱烧、叉烧，很容易造成食积，造成上火，如咽痛、口疮、失眠、盗汗等。也有过量吃生冷瓜果冰糕等，吃成脾胃虚寒，常流涎、绕脐腹痛、腹泻等。长期食用过热或过寒的食物易伤脾胃，不是不能吃，宜有度。

第三种偏嗜就是茶、酒、咖啡、甜饮，酒本身就是湿热，进入身体后就直接变成湿热、湿毒，喝酒多了会得酒渣鼻、痔疮、肝损伤，只能戒酒少喝。茶与咖啡，易生饮。甜饮可乐，易生湿。当然，儿科常见的是偏嗜甜饮，都要有度。

情志内伤

情志内伤，也就是七情内伤，过去我们认为孩子的七情之病较少见。但现在看，孩子心理问题也很高发，而且更单纯、更激烈。

七情，喜、怒、忧、思、悲、恐、惊，这是我们正常的情绪，但如果突然的、强烈的、长期的、反复的刺激超过我们人体本身的调节能力，我们无法缓解这些情绪的刺激，就会对人体造成损伤，而且直接伤及脏腑。不像饮食主要伤及肠胃，七情可伤及五脏六腑。

例如突然的伤心，你把孩子的玩具抢了，他就哭，你觉得没什么，但是对于他来说就是非常纯粹的情绪损伤，一种最单纯、最直接的伤害，他甚至可以哭一晚上。当时哄一会儿，不哭了，晚上睡觉，半夜醒了接着哭。七情皆从心而发，心主神明，神一动，五脏六腑皆动，所以一哭，导致身上的气机都乱了，气血一乱，就容易成为生痰成湿的条件。我们首先要理解的是，气与津液是相随的，津液的流动需要气来推动，故当气乱的时候，不再正常推动津液，则这部分津液易停滞化成痰湿等病理产物。

不论是愤怒、悲伤、忧思、欢喜或者惊吓，如果这些情绪不能自我调节，最后都会化火，这就是所谓"五志过极，皆能化火"。五种情绪化

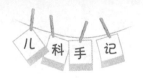

火后，最终上扰心神，于是就出现了中医讲的情志病，例如失眠、睡不安稳、多梦易醒，或者长期胆小心慌，这些都是情志造成的损伤。

七情还扰乱气机，这个气机是什么意思呢？例如：盛怒的人气血都往上涌，头皮热，发麻，头晕；喜则气缓，就是说喜乐的人，笑过头后容易浑身乏力；悲则气消，悲伤过度之后，容易把气给消耗掉，人就萎靡不振，易得抑郁症；恐则气下，看恐怖片，有些肾气不固者，易出现尿急的情况；惊则气乱，气是乱的，上下左右乱窜，全身任何地方可出现跳动感；思则气结，没有胃口，成人有相思病，孩子也有，他可以想他的玩具想到茶饭不思。

所谓"喜乐者，神惮散而不藏。愁忧者，气闭塞而不行。盛怒者，迷惑而不治。恐惧者，神荡惮而不收"。

平日里家长要留意一下孩子的情绪，比如易怒，有时候也是需要调理的。

五志过极化火，化为火和风影响心肝，会引起脾气暴躁、多汗，晚上睡不好；饮食内伤与情绪的内伤同时影响身体之后，饮食内伤产生的痰湿更容易让我们情绪之火外发受阻。

最终可以出现一方面抑郁、一方面狂躁交替发生的情况。

讲病因的主要目的是消除大家对疾病的恐惧，特别是孩子发热，很容易引起家长焦虑惊恐，这本身就是七情内伤疾病的一种。五志过极就化火，焦虑导致失眠、睡不好，口腔溃疡，脾气暴躁，从而引起家庭矛盾，导致亲子关系的障碍，损害家庭关系。这种损害反过来又伤害你的身体，加强加深焦虑，形成恶性循环。

疾病有时候并没有那么可怕，我们知道了机制，哪怕暂时不能解决它，也不用那么恐慌，不要因为恐慌焦虑而引起七情内伤从而加重疾病，干扰身体的自我修复。

当你不焦虑了，可能身体就自我修复了。

临床上最多见的就是"母病及子"，这里要打个双引号，跟教材说的脏腑的母病及子不是一回事。

妈妈生病,孩子也跟着生病,妈妈一焦虑就把这个情感障碍转移到孩子身上,造成孩子的七情障碍,变成了孩子的焦虑,特别是一些很小的孩子患神经性皮炎、荨麻疹、痞满,就可能因为焦虑。

有小孩一焦虑就不排便,十来天都不排大便,为什么?母亲太焦虑,天天盯着他拉便,搞得孩子烦躁不安,越强迫就越拉不出来。母亲的压力,压到孩子身上,孩子承受不了就生病了。"母病及子"本来讲同一个人身上的五行关系,但在现实中的母子,情绪也会相互感染。越恐惧越焦虑,疾病就会越重,所以碰到任何疾病先不要慌,先分析原因,首先看看中医学能不能讲通,有没有办法。

劳逸内伤

过度的操劳或安逸都会造成内伤。过劳一方面是劳力,本身体弱,手无缚鸡之力之人,去做超负荷的体力劳动,很容易就出现损伤。另一方面是劳神过度,像孩子做作业,最容易劳神过度,神经衰弱,我们所说的"用神涣散"。最后是房劳过度,婴幼儿基本没有,但青少年可以有手淫过度,这并不是什么大问题,可以调理。

过度安逸就是动得少,气不行,或气行缓慢,易生痰湿又反过来耗气。

三、重点说说"痰"

虽然不是所有的病都有痰,但在我个人的行医经历中,遇到很多病例都跟"痰"有关。自开始处方、扎针起,到现在的十几年时间里,感觉"痰"是当今很多病的主体、核心,包括一些外感症状,也很难说没有痰证在内。

痰从何来?为什么很多病都以痰为主?大家心里肯定也会打个问号。如何治痰?这个问题困扰了我很多年,如果突破不了这个瓶颈,单纯按书本上的知识来治病的话,显然很机械,因为没有人按着书本来生病,所以总是感觉很棘手。

思来想去,这个原因跟现代人的饮食结构改变有很大的关系。这几十

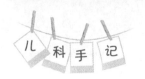

年物产丰富，GDP 快速增长，大家的生活越来越好，很少再听到谁饿肚子。脑满肠肥者居多，且现代人工作是以静态为主，大多是脑力活动，很多人都不动，懒得动，缺少体力活动。

所以我认为饮食结构改变和摄入增加、体力活动减少是两个比较重要的原因，简单理解就是吃得多、动得少，吃与动之间没有达到平衡，就形成了病态。

津液异常，就成了痰

中医常说，"顽痰怪症""怪病责之于痰""痰生百病""百病皆为痰作祟"，很多疑难杂症都与痰有关。

痰可以分为广义的痰和狭义的痰。狭义的痰指的是气管、呼吸道里吐出来的痰。广义的痰，指身体遭受各种因素，如六淫、七情、饮食、劳逸等影响而引起脏腑功能失调，五脏六腑不能正常运化身体津液，使体液停滞、凝结而成痰，这个痰是看不到的，又称为内痰。

在理解痰之前，要先了解一下津液。

津液是人体所有一切正常水液的总称，包括尿、汗、眼泪、唾液、关节液、脑脊液、心包液、胃肠道消化液等，不是水，但以水分为主体，里面含有大量的营养物质。

津液非常重要，也就是人体细胞内外都充满着的液体，这些液体占到人体体重的 60% ～ 70%。我们身体上的很多活动都离不开液体，如细胞之间的物质交换，关节之间也需要关节液来进行润滑，固体食物吃进去若没有消化液的混合是无法消化的，胃液肠液也参与着人体重要的生命活动。因此人不能离开津液，一旦津液出现异常，人的健康就受到威胁。

这些正常的津液是哪里来的呢？是从我们摄入的饮食上来的。中医学认为吃进去的食物经过脾胃运化变成了津液，再通过其他脏腑的协调，搬运到全身的组织器官，经使用后，被分解成汗、尿、水汽等排出体外。这个脾胃指的是中医的脾胃，不是西医的实体脾胃。中医的脾胃是指整个消化系统。

当遭受外邪时，外邪令气机受阻，气不行，则津液不行（津液需气推动），停滞的津液即害化为痰。

例如我们受凉了，机体要产生热量来抵御寒气，于是血液先跑去四肢产生热量对抗外邪，五脏六腑的血液就少了，氧气也少了，正常合成分解所需的氧气不够就产生了中间代谢产物，这些东西就是痰湿。或者上呼吸道、气管里分泌物增加，这就是痰。

又如七情失常，突然的、剧烈的、长期的某种情绪会导致体内五脏六腑的不运转，正常的水液不能进行搬运，引起水液停滞，就会产生痰湿。

再如，饮食劳倦内伤。过饥，过饱，偏食，挑食，或者太安逸，加班过多，都会引起五脏六腑不正常运转，水液停滞，导致痰湿。

之所以一直强调"正常"这两个字，是因为只要出现一丁点儿不正常，使水液停滞，就叫作痰湿。

水液，当其位为之正，不当其位为之邪。身体里的水液在正常位置能够被人体合成利用分解，排出时就是津液，不在正常位置不能被合成利用分解，排出时就是痰液，就是废物。

痰湿也分种类

痰湿是一个总称，细分的话可以分为痰、饮、水、湿四种。黏稠的叫痰，非常稀的叫水，比水稠一些能拉丝的叫饮，湿就像水雾一样渗入体内化为无形，犹如潜水时遇到的阻力。

水流动性最好，可以造成水肿。

饮就是积液，稍黏，如胸腔积液、盆腔积液、输卵管积液。

痰是咳出来的，黏稠的，还有身体内部不可见的或者皮下形成的一些肿块、包块，比如皮下的纤维瘤、脂肪瘤，包括淋巴结肿大，乳腺增生，孩子乳房提前发育，都可认为是痰。

湿就是一种说不清道不明的弥漫在全身黏糊糊湿哒哒的东西，比如浑身关节很酸楚涩滞，就像生锈了一样，关节会发酸。

水、饮、痰、湿很难做到泾渭分明。打个比方，在厕所或者车里放的

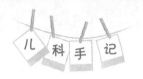

那种固体清新剂，首先它是固体，同时它也可以变成弥散到房间的香气，那么固体就是痰，香味就是湿，如果固体被融化，它可能就是饮，可能就是水。

但是水、饮、痰、湿也不是不可分的，它们之间可以相互转换。例如洗澡时，浴室里的水蒸气就是湿，水蒸气在镜子前凝结成水珠时，就成为水，成为饮，成为痰，所以我把它统称为痰气或者痰湿。

对应的十四条症状

医生看得到的，医生检查出来的，叫体征。自我感觉的不适为症状。参照朱曾柏《中医痰病学》所列痰湿对应的十四条症状。

第一条：头晕、头重、头痛，很多患者都有这些症状，特别是肥胖型的头晕、头痛、头重，这些都是痰比较多。因于湿，首如裹。

第二条：头痛时伴随呕吐，或者胃肠道里面有噜噜声，感觉像喝点水在里面晃荡，嘴巴里黏黏腻腻的。

第三条：喉咙好像有东西，有痰或者其他东西堵在那里，吐又吐不出，吞又吞不下，有时有，有时没有，这就是慢性咽炎，有痰湿。

第四条：吃不下饭，呕吐痰涎。

第五条：平时胸闷憋得很，前胸有压榨感，阴雨天、寒冷天加重。

第六条：老是心慌、心跳，睡不着，或者突然有些神志异常，突然昏迷，又查不出什么原因。

第七条：长期低热，身热不扬，量体温没有明显升高，但就是自我感觉一点点热。

第八条：肢体的某一部分发热，比如脚底心老是发热；或者某个地方老是凉，比如说背心、背部有一块巴掌大的地方，老是凉凉冷冷的；或者胸口有一团东西凉凉冷冷的；或者说不出名的皮肤麻木，就一块皮肤麻麻木木，不知痛不知痒的，到底哪个地方又查不出，这些也可能是痰湿。

第九条：有些溃疡，口腔溃疡，身体某个伤口溃疡，老是滋水，不收口，老是有东西流出，这也是痰湿。

第十条：胸闷憋气，就是像中暑一样。

第十一条：易发痧症。

第十二条：口中卒痛，时好时发。嘴巴没有什么伤口，没有溃疡，舌头上也是没有溃疡什么的，就是觉得疼痛非常难忍，碰一下就痛，就是痰证。还有些人半边的舌头有一些甜的感觉，或者是咸的感觉，或是苦的感觉，这类也都是痰证，我都遇到过。

第十三条：胁下痞满肿大，肋骨下面有些地方有时感觉肿大闷痛。

第十四条：脉象。痰病脉象，有滑，有弦，有沉，有迟，此其常也。但由于广义痰证临床表现复杂（特别是病变只是某一小的局部），因此脉证不符者诸多，处方用药时，要以症状为主，舍脉从证。

化痰除病

因此，我们看很多病的时候回过头来想一想，其实就是一个问题——痰。

但怎么用药呢？

我们老说西医头痛医头、脚痛医脚，其实很多中医也是，很少有人看到本质的东西是什么。其实脏腑功能本来是正常的，受到外界因素的影响后，脏腑功能失常了。

脏腑功能失常引起经气的失常，经气停滞变成痰瘀，痰瘀又是可以活动的，随着经络的气流动，它停到哪里，哪里就有病。停到头面部，就长痘痘；停到头皮，就掉头发；停到前列腺，就是前列腺炎；停到盆腔，就是慢性盆腔炎；停到肝，就是脂肪肝；停到心脏，就是心律失常；停到肺，可能就是支气管哮喘、慢性支气管炎；停到背上，背上长痘；停到皮肤下，就是脂肪瘤；停到乳房，就是乳腺增生；停到子宫，就是子宫腺肌症；停到眼睛，可能就是玻璃体混浊；停到鼻子后面，腺样体肥大；停到耳朵，中耳炎；停到牙齿，牙龈炎；停到喉咙，咽喉炎；停到了肛门，就是痔疮……

你可以说，百病生于气，因为气一停，津液就停；你也可以说百病生

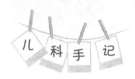

于痰湿，痰湿在哪里，病就在哪里。痰湿只是个表象，它提示脏腑功能失常。中医看病越看到后面越简单，但是又可以无限地细化。很难讲明白，好像变成一种哲学了。

所以说讲来讲去，好像在讲很多病，其实万病归一就是脾胃的问题，痰的问题。因为脾主运化，一旦脾的运化失常，则人吃进去的饮食不能正常吸收转为卫气营血津液等，反而害化成痰，这是其一；脾的运化失常，则人体内本身正常的津液不能参与脏腑功能变化，亦能害化成痰，这是其二。故要治痰，一定要重视脾胃。

另外，肾主水液，肾气肾精不足，也可以产生痰湿。

痰，能不能把它化掉？我说能。

化掉以后能不能不复发？我说不能，别想一劳永逸。

人只要吃五谷杂粮、肥甘厚味、瓜果生冷，只要人有七情六欲，不避风寒暑湿，那么，痰气就会不停地产生。

慧能禅师说过，菩提本无树，明镜亦非台，本来无一物，何处惹尘埃。

还真像神秀和尚说的：身是菩提树，心如明镜台，时时勤拂拭，莫使惹尘埃。

举个例子，痰在人身上，相当于屋子里的垃圾，只要你人在这个屋子里生活，垃圾是天天在产生的，需要天天把它清出去。可是我们不能总是靠药物来清理痰湿，而是要靠脏腑功能来清理。但随着我们年龄的增长，脏腑功能开始衰退，不能像青少年时期彻底地把东西排出来，就只能接受药物的帮助了。痰证本身也是时聚时散的，所以有时候天气好，痰就散开变成湿了，湿遇到条件成熟才会发作，不发作的时候感觉没什么事，但是一旦有适合痰气凝聚的条件，它又凝聚成痰，卷土重来了。所以痰证会时发时止，有时候好，有时候不好。就像电脑主板上的灰尘，你总得把它清理清理，清理完了隔段时间还得清理，不要想着一劳永逸。

如何让痰少一点?

我们不能保证身体没有痰,但可以让身体的痰少一点。怎么少?

*注意避风寒暑湿。*出门的时候不要贪图漂亮,穿着超短裙,露大腿,风冷的时候不要把肚脐露出来,不要穿得那么少。除此之外,还包括什么呢?洗凉水澡、喝凉水。这些凉的东西我们少接触,月经期间洗完头一定要马上吹干。身体上有毛发的地方一定要及时擦干,要不然湿气就进去了。穿的衣服也一定要干燥,不要湿湿地穿上去,如果外面走路淋到雨了,一定要回家马上洗澡擦干吹干。

*吃东西,一定要注意。*肥甘厚味、瓜果生冷,一定要有节制,不能太放肆了。

*情绪上,要平和。*人除了跟大自然是整体,受天的影响之外,和社会也是个整体,家庭是一个最小的社会单元,我们在家庭里扮演着什么角色?父亲、儿子、丈夫、母亲、女儿、妻子?只要你在家庭里扮演各种角色,就会产生各种摩擦。这些矛盾就会影响五脏六腑的功能运转,它只要运转不正常,就会产生痰湿。只要产生痰湿,一发作起来就变成一个病。所以说,家庭关系处好了,也是少生病的一个良药。真正养生就是做到:避风寒暑湿,谨慎饮食,家庭关系和谐,社会关系和谐,工作关系和谐。这样你才会少生痰,才会少生病。

综上,化痰化湿,除了用化湿药、化痰药,如保和丸、三仁汤、温胆汤这种直中表面病机的处方外,我们还要留意深一层的病机,如他有没有情绪问题,有没有肝郁,要配上疏肝药,气机才能展开,才不会停津成痰;又如他有没有脾胃过于寒凉,要控制饮食,再配上健脾的药,才能运化水湿,才不会停津成痰;再如,他有没有房劳或熬夜或用脑过度,导致肾主水液的功能下降,这时要配合补肾药,水液运化才正常,才能行津不致成痰。

治痰,不要见痰治痰。

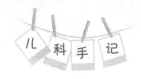

成痰八字

"肥甘厚味，瓜果生冷"是重要的饮食忌口八字诀，也是成痰的八大要素，但都有个前提：过度进食。

肥，油腻的。凡是油腻的，摄入一定要注意，太油腻的菜都不行。特别是肝胆出问题的人，体内有痰湿，看到油腻的东西就会恶心，不想吃，这是身体给出的信号。

甘，就是甜食。我当年初三临近中考，总是补课，看书无聊买了很多棒棒糖与同学分享，一天吃七八根，吃完发现一个不舒服的症状，就是浑身的肌肉发酸。那是因为一天内摄入糖分过多，除了大脑运作，没有其他运动，机体消耗不了那么多，就变成了代谢中间产物积累在身上，这就是湿。因此凡是你觉得身体发酸的地方大多是有湿（年龄小成长期或年龄大者常见肝肾不足）。

厚味，就是过重的口味。太甜、太咸、太苦、太辣、太酸，太过就会损害五脏，损害五脏功能就会失常，失常就有痰湿。太咸会引起水肿，血压升高，直接就是水，就是痰湿。太甜，同"甘"。太苦，伤害脾胃，太苦的东西吃多了嘴巴没味道，会拉肚子。太辣的东西吃进去，嘴巴会不停地分泌黏液，灼伤胃肠道，这也是一个损伤。

瓜，冬瓜、苦瓜、角瓜、哈密瓜、西瓜、葫芦，各种各类的瓜，不要多吃。这个瓜指的是果实类的瓜为主。各种瓜类，少吃，大部分是偏凉，在无法分辨的情况下以少吃为主（并非绝对禁止）。这些瓜类性凉汁水多，夏天口渴时可以吃，补充水分，但是口不渴的时候，吃太多就会导致水分摄入后无法排出，形成痰湿。

果，各种果类。包括苹果、圣女果、梨、李、桃、阳桃、猕猴桃、马蹄，大部分水果在不能分辨寒热的情况下，除了口干舌燥的时候，平常都要少吃。果类，特别不要早上吃，脾胃刚唤醒的时候就用瓜果把功能抑制了（但在津亏燥热的时候，可以吃，鼓励吃）。偏湿热的水果，如樱桃、龙眼、荔枝、榴梿、菠萝，更要少吃，在体内有痰的情况下，吃了容易导致胸闷、流鼻血、痔疮等。水果和瓜类并不是人类摄入营养的主要来源，所以不用担心维生素的缺乏，粗茶淡饭也是能养人的。

生，就是生的东西。比如说，寿司、凉拌菜很多都是生的，这些大家应该注意要少吃，都是抑制胃肠功能的东西。

冷，什么是冷的呢？冰箱里刚拿出来的冰冻的水、饮料、水果，这些都是冷的，吃进去都抑制脾胃。还有寒性食物，如苦瓜、芥菜、绿豆、马蹄、白萝卜、白菜干、豆角干（作者亲试）这些等。

因此，食物进去，胃肠液消化后，再吸收变成精华，能排出来的就是汗、尿、气体、粪便，这是我们的一个消化过程。而不能排出的又不能被利用就是痰液，痰液就变成了阻碍。如果停在五脏六腑里，就会引起相应的不适：停在心里，心脏就会心慌心跳；停到肺里就会咳嗽；停到肝里就会引起脂肪肝、胆囊息肉、结石；停到肾里面，肾囊肿、腰酸背痛就会随之而来；停到脾胃里面，我们则会呕吐、会腹泻、会便秘。痰液停到哪里，哪里就有病。

学会控制情绪

痰湿的产生除了吃的方面的原因之外，还有情绪，大怒、大惊、大悲、大喜……剧烈的、长期的、失控的这些情绪会影响到我们的身体运转。

一定要认真地观察，认真地体会、感受发生在我们身上的一切，什么食物该吃，什么食物不该吃。什么时候我们该运动一下，什么时候该休养。运动不要过度，休息也不要过度。做日光浴不要过度，避暑时空调房不要待得过度。注意要保持平衡。

四、再说说郁与发热

郁，是一种状态，是无形的，所以很难用文字描述，尽管教材上没有这个病理产物，我仍然把它理解为病理产物。

我个人的经验，郁是气的停滞状态。

不像痰湿是有形的津液的停滞状态，郁乃是气的无形的聚集，一切令

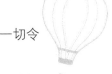

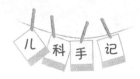

气停滞的状态，都可以称为郁。

气有温煦作用，有热量，所以郁聚的气，可以生热，热极又生火。

气郁聚的范围越广，邪热就越多。

我们人体身上任何一个部位，都有可能产生郁聚的过程。

我们要理解"郁"，首先要先理解人体。

人体内最关键的、有流通性的生命物质就是气、血、津、液、精五种。

气既是物质，却又是无形，气本身不能停滞，同时也要靠气自身来推动，这有点拗口，但就是这个意思，如果气虚了，气不能推动气，则会气郁，郁而生热，出现发热，这个发热，就是气虚发热，需要补气，如用补中益气汤、四君子汤，即所谓的甘温除大热。

而气与津、液、血、精，是一体的，津、液、血、精上面是载着气的，而气又是推动着津、液、血、精流动的。它们是不可分割的，分开后，就会失去各自的功能。

总之，气是有热度的，有温煦作用，热热的，且气是寄居在津液上，津是载气的，这津液水分是载着热量的，同时气又推着津液全身走，去营养组织。

所以第一次的变化是津液的停滞，同样也会导致第二次变化，即气的停滞出现了郁热，这个就是次生于痰湿的郁热了，而这个热，又可以同痰湿结合在一起，从而又变成了湿热，这个是第三次变化。

总之这五种基础物质一定不能停滞。

一旦停滞，就会产生郁，郁后就会有热。

要明白人体是不停地产生热量的，通过脾胃吸收饮食产生热量来维持体温及各种活动。

饮食在脾胃中化生了气来实现我们身上的温煦功能，有了气，人体才能维持基础体温。

气是不能郁积的，如果郁积就会发热。

所以人体发热的基本病理变化：阳热怫郁。

先解释一下阳热怫郁。

怫郁指病理变化，就是气被堵，郁聚在那里了，这就是发热的基本病理变化——阳气在局部富集郁聚。

不管外感还是内伤，都会产生气的郁滞，又因为气的郁滞导致了津液停滞，从而害化变成了痰湿，痰湿又阻碍了气的流通，进一步又导致气的郁聚成热，合在了一起，就变成了湿热。

一般常见是先有寒，才有湿，再有热，这样一个步骤。

寒凉生冷饮食伤了脾胃产生痰湿是第一层逻辑；

痰湿下面的阳气郁聚在一起，是第二层逻辑；

热郁到一定程度，引起发热，是第三层逻辑。

就像下棋要想三步走，我们考虑问题的时候，也要多考虑几层逻辑。

当然也可以直接饮食湿热型的食物后直接造成湿热。

除了外感会形成郁，内伤也会造成郁。

内伤中食积最直观，有形物质停在那里，阻碍气的流通，产生了郁热，导致食积发热。我们把食积打通了，气就顺畅了，自然就退热。

不仅仅有寒才会产生湿，若是本身胃阴不足，胃的受纳能力会降低，饮食入胃不被接纳，则易成为食积，继而化为湿热。

因此不论是脾阳不足，由寒到郁到湿热，还是胃阴不足，由食积到湿热，归根结底，脾胃为湿热变生的源头这一点，是毋庸置疑的。

实际上食积并不足以引起发热，因为量不多。

但食积之后气的流动不顺畅，就产生了痰湿，痰湿阻碍气的流通，又不停地聚集生热，量达到峰值之后，一遇到外感而闭塞毛孔，即会发热。

加之还有瘀血，我们受伤产生的瘀血无法散去，令气郁集，也会产生热。

虽然现在我们讲的是全身性的发热，但是如果产生的热量不足以引起全身大面积发热，若集中在一个地方发热，比如头部发热、脚心发热、手心发热、腋下发热、腹股沟发热、大腿外侧发热或者膝盖发热。

最后一个产生郁的原因就是情绪。只要精神集中在一处，都会引起

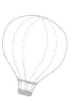

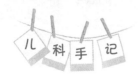

发热。

把意念集中在眉心，慢慢感觉会发胀甚至发热。

急时眼红，愧时面赤，羞时耳热，见色起意时口干舌燥，都是精神集中在某一种时出现的局部之热。

再例如生闷气，肝气郁结之后的发冷发热，有人心情好一点就不发热，心情不好，就发热。还有来月经的时候就发热，跟肝气有关。情绪积聚，肝气郁结，气结在哪里，那个地方就变成痰湿了。

当一种情绪长期、不停地产生，气就为之凝结，气不流动，就会导致局部的津液变成痰湿，痰湿又阻碍气的流通，局部发热，最后全身发热，这也是一种情况。

所以，不管外感还是内伤，都会产生气的郁滞，然后产生痰湿，痰湿又生郁热。

郁热产生后怎么办呢？我们把热透出去，很多毛病就不治而愈了。

但具体治疗要具体分析，是外因产生还是内因产生，是食积是痰湿还是瘀血，还是说外感风寒之类的，要看清楚是什么原因，把所有原因一一对应后，才能把湿和热给透出来，让阳气平均地分布。

如外感——学会避邪气，躲开六淫，若外感则尽早驱除外邪。所以明明外感的发热，为什么用的热药解表后，热就退了？因为外邪解除了，气不再郁聚了，热自然就散了。

食积——勿过食偏食，生活上控制，断绝根源。所以为什么不用退烧药，仅仅用保和丸消积就退烧了？因为食积被化开了，气不再郁聚了，热自然就散了。

痰湿——易与热结，要分化郁热与痰湿。所以为什么用的三仁汤或温胆汤，烧就退了？因为湿化开了、痰化开了，气不再被痰或湿给阻碍了，烧自然就退了。

水饮——多为伤阳，用温化方法，化热兼用清法。水饮化开，郁热自散。

瘀血——小儿相对少见，瘀血化开，郁热自散。

虚弱——虚则补之，补阴，补阳，补气，补血。气血阴阳一足，气则能行，郁热自散。

见郁不要马上治郁，而是要找出产生郁的底层逻辑进行治疗，才能达到目的。

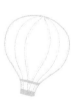

分清阴阳，很多问题迎刃而解

　　本篇分享一下我平时看儿科常见病的一些小窍门，虽然说是小窍门，其实可以用到很多常见病上。之前我说其实我不会"看病"，意思是重点不是去关注这个病，而是其他方面。究竟是哪些方面呢？很多病有相同的治法，我们叫异病同治。也有不同的方法来治相同的病，我们叫同病异治。我要讲的窍门以异病同治为主。

　　门诊上我看的比较多的是发热、咳嗽、纳呆，还有便秘、腹泻、腹痛，湿疹、荨麻疹，流鼻血、鼻塞，大体就这么多吧。看起来是十多个问题，其实很多时候都由一条线贯穿。所以我看的时候，心中只有一杆尺子，那就是把所有的问题分成阴阳两大类。

一、首要辨阴阳

　　阴阳是中国古代哲学的一对概念。阴阳的最初含义是很朴素的，表示阳光的向背，向日为阳，背日为阴，后来引申为气候的寒暖，方位的上下、左右、内外，运动状态的躁动和宁静等。

　　阴和阳，既可以表示相互对立的事物，又可用来分析一个事物内部所存在着的相互对立的两个方面。

　　一般来说，凡是剧烈运动着的、外向的、上升的、温热的、明亮的，都属于阳；相对静止着的、内守的、下降的、寒冷的、晦暗的，都属于阴。

　　以天地而言，天气轻清为阳，地气重浊为阴；以水火而言，水性寒而润下属阴，火性热而炎上属阳。

　　事物的阴阳属性，并不是绝对的，而是相对的。

这种相对性，一方面表现为在一定的条件下，阴和阳之间可以发生相互转化，即阴可以转化为阳，阳也可以转化为阴。另一方面体现于事物的无限可分性。

我的看法是：里的、虚的、寒的症状，以阴证为主；而那些表的、实的、热的症状，则是以阳证为主。

前人讲八纲辨证，但我很赞同一些前辈们说的，应该是两纲下面有六个证型而已。阴阳是总纲，其他六证，怎么能与阴阳并列呢？

二、十法分阴阳

我在临床上更多的时候是通过面诊来诊断证型。

脸色

首先，孩子进来的时候先看他的脸色。一般能看到两大类，一是面色很有光泽，还有一种面色晦暗，黄的、焦黄的，没有什么光泽。有光泽的就是阳证，没有光泽的就是阴证。这种情况，基本看一眼就分出来了。

这里其实也包含了神态，有些一进来，很活跃，阳证；有些进来，话都不说，呆呆的，阴证。还有一些，就是林黛玉一样，愁眉苦脸的，小小年纪，心事很重，有肝郁。

眼白

看孩子眼珠。转得灵活就是阳证，不灵活就是阴证。我发现很多人看眼珠是看瞳孔，即黑睛。我常看眼白，眼白在中医眼诊里面的五行分型，是归为肺，色白入肺。所以眼白反映的是肺脏（系）问题。呼吸系统强不强壮，就看眼白。

在我们生活中，常碰到一种情况，就是孩子一看就是眼白发蓝，或者说白得过分，很虚，就是感觉不到光泽的那种白，没有血色的苍白，我认为这是一种虚寒证。这类小朋友，一般呼吸系统比较弱，比较容易感冒，就是我们所说的免疫力低下。肺气虚，容易招致外感风寒。同样的风，别

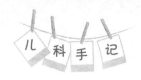

人吹了不感冒，这种孩子吹了就很容易感冒。

还有一种是眼白偏红，这类小朋友容易肺热，和上面的正好相反。肺热容易喉咙痛，扁桃体发炎。

目内眦、下眼睑

看完眼白我还看哪里呢？看目内眦和下眼睑。

眼角分内眼角和外眼角。内眼角那里转过去有一个小肉，看那里红不红，是正红还是鲜红。红分鲜红、淡红、没有血色这三种，正常是淡红的。然后再翻翻眼睑，是偏淡还是偏红。这两处淡，我们称为血气不足。不一定有贫血的化验报告，但我们认为是血亏的症状，心血、肝血亏。心主血，肝开窍于目。再有，眼睑属肉轮，这也反映了脾生血的能力。这样整体看上去的话，就是看血的状况，看量够不够。

山根

看完脸色、眼珠、眼睑，再看山根。山根在哪呢？两个眼睛中间，鼻梁的部分。面诊上，山根是反映心脏的（见图1）。

山根发青，心火不足，心神易受扰。心主火，脾主土，火是生土的，如果心火不足，那脾土就是不足的。这个时候我们来看，他的胃肠动力是差的，脾胃是弱的。吃不太下，或者吃多一点就不舒服了，大便很干、硬。胃肠没有动力，排不出去，粪块停留得久了，就会干硬。这就是看山根了（山根青，喝了酸奶也容易肚脐痛，还腹泻）。

但是色青又应肝，易有夜啼。

但山根青，也不必太过紧张，随着年龄的增长，脏腑功能越来越完善，阳气也会后天养起来，那时，山根就会淡了，也就没有什么问题了。

唇色、牙龈

嘴唇颜色，很多人都说是反映心脏，但是又讲脾之华在唇，唇是脾的光华，脾表现的地方就在嘴唇。如果嘴唇的颜色偏淡，说明生血的功能差

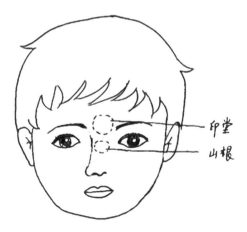

图1　山根和印堂位置

一点；太鲜红了，就表示脾胃有湿、有热，食积化火了；偏黑，我认为是肾水上泛侵脾了，或有瘀血。唇干裂，则预示着脾阴不足。

看完嘴唇，把小朋友嘴巴打开，看牙龈，有没有血色。牙龈主的是阳明经，其实还是看胃肠道，鲜红的话，胃肠常有湿热，淡的话，气血不足。

咽部

看完牙龈，让小朋友张开嘴，说："啊……"看看咽喉红不红，如果红就表示有热证；色淡，即使发高烧，也可能是寒证。

舌部

看完咽喉，顺势看舌头。舌头是重点，主要分三部分来看，第一看舌质，即舌头上的肉，如果肉色是鲜红的，表示有热证；如果是淡的，就是寒证。接着看舌尖，有时候舌尖会有一些红点，就是浮起来像小肉刺一样的。这个是有火有热才会起的（但大多是郁火，只要散掉就好，本质上可能还是寒郁化的火，这个火也是要散掉的）。但是也有一些不起刺，舌尖上看到一些有鲜红或暗红的瘀点，这表示有瘀血（需要活血）。

舌质表面常也可见一些细小裂纹，多见于胃阴受损。

我看舌质的时候，基本上分阴阳两大类：是鲜红（阳）的，还是淡的

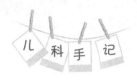
（阴）；是嫩的、淡的（阴）；还是老的、粗糙的（阳）；只要把阴阳两大类分出来就行了。

看完舌质后我们来看舌苔。

舌苔是附着在舌头表面上一层白色的物质。舌苔是禀胃气而生，它就像做饭时锅盖上的那一层水雾一样的东西，脾胃有热量，上面就有舌苔。舌苔要不薄不厚才正好，太薄了不行，太厚了也不行。什么叫薄苔呢？就是能看得见舌底的肉质，叫薄苔。什么叫厚苔呢？就是完全遮住了看不见底下的肉质，就叫厚苔。薄苔厚苔，是会变化的。

舌苔在整个舌头的表面上有不同的分布，有些分布在前面，有些分布在中间，还有些分布在舌根。我们就根据这些不同的部位做出判断。一般情况下，如果舌苔厚的地方是在舌体的中间或者根部，那就是中下焦的问题了，中下焦有湿。另外，也不完全指中下焦，也可以指病的轻重程度偏重，越靠根，病越深。

中焦就是脾胃，下焦就是肾。如果脾胃肾都有湿，就要用健脾补肾化湿的药。

舌苔如果变黄了，说明肠道郁积开始化热。只要苔厚，不管舌苔是黄还是白，消积化痰化湿药用上，都能见到一定的效果。

看舌苔主要是看胃肠道有没有积食，这是我看病的一个常用的窍门。

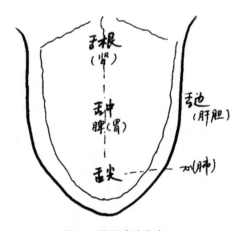

图 2　舌面脏腑分布

还有一些人没有舌苔，这是阴亏的一种表现，可能是胃阴亏，也可能是肾阴亏。前段时间还看到一个孩子，有半截的舌苔是没有的。就像是刀割的一样，中间就像横线一样，笔直地划过去，前半截没有苔，后半截有苔。这种情况下我们一般认为是阴虚。

当时我想，一个才3岁的孩子，怎么会阴虚呢？想不明白。后来这个孩子跟我讲，哎呀，我的腿好酸呀！这里酸，这里腿麻（前面讲过，酸楚常见于湿，但也常见肝肾不足，不能营养筋骨）。这个孩子非常聪明，表述能力非常之强，是我见过的3岁的孩子里表述能力最强的，对身体症状表述非常到位。感觉不像是在跟一个孩子聊天，是在跟一个成年人聊天一样，说自己腿麻，说自己腿酸怎么样的，什么时候酸。我问他嘴巴干不干，他说有点干，喉咙干不干，他说有点干。他每天自己还观察自己的大便情况。后来根据他的症状描述，我判断这孩子可能是肾阴虚。然后我给他用了六味地黄汤，就是六味地黄丸换成汤剂。六味地黄汤本是儿科用药，最早是孩子发育不良的时候用这个方子的。

这个孩子肾阴虚的主要原因，我认为是孩子太聪明了，太过消耗脑力，用得太勤奋，这才导致了他的肾阴亏。给他用了一周的六味地黄汤，仅仅只是一周，他舌苔就长回去了，这是我见过的舌苔恢复最快的肾阴虚患者。

下面再讲讲舌底。我一般会让小朋友把舌头翘起来，看看舌头底下，如果舌头底下的颜色跟舌质的颜色是一致的，那么对证型的判断就是一致的。但如果底是红的而舌面是淡的，那么夹杂了一个病因，舌面的淡可能是饮食寒凉或外寒造成的，而舌底的红，才是真正的病根。

看完舌底，我还要看舌底有一条系带，旁边有血管。有些人的这个血管，非常粗大，曲张了，又紫又蓝，有时候不止一根，一边两三根往外排，像扇子一样排过去，或者两边往外，还有好多暗红的细丝络，细红的络一般提示夹有瘀血或郁热，我会加活血化瘀或透热的药。但若是粗蓝粗青的络呢，也常见肝肾不足，却需要滋肾养肝。

有时候舌苔也不完全作为参考，常有舌苔的变化滞后于病情，比如一

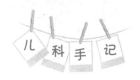

个高热的孩子，舌苔薄嫩，你看不到湿重，可患者咽喉有疱疹，于是用了除湿热的处方，结果烧退了。

用药反馈说明是有湿热，可舌象却没有见到湿腻的苔，这就是舌苔的变化滞后于病情。

大小鱼际

在临床上，我也常用看手掌来看病。儿科最主要是看食指上的风气命三关指纹，我更常看大鱼际和小鱼际。大家看这个图，金星丘这个地方叫大鱼际，月丘这个地方叫小鱼际（见图3）。

先看大鱼际。大鱼际这个地方，从手诊上看，它属艮卦，属阳土，所以它主胃肠道，同时又是手太阴肺经经过的地方。所以从大鱼际可以看两个地方，一个是胃肠道，一个是肺系的问题。

光是从手诊看，其实说服力并不强，但是《黄帝内经》有"鱼际青则胃中寒，鱼际赤则胃中热"的说法，可以直接用来断胃中寒热。

我看大鱼际的时候，会看它里面的底色，正常颜色是像手掌红润的颜色，还是青的。如果是泛青泛蓝泛紫，基本上是脾胃虚寒。但是，有些人手掌上有红色，像上面罩着一种浮红。也就是说底下是青的颜色（脾胃虚寒），这个红是青引起的，是因为脾胃虚寒，胃肠道的动力就非常差，吃的东西就不容易消化，积在肠胃里面，变成了食积。食积在胃肠道里面停留时间过久，它就沤在里面，化热了。寒跟热都会在手掌上的大鱼际这边体现出来。治病的时候一方面要顾到脾胃虚寒，一方面又要把食积化解掉，肠胃的热也要去掉。

再看小鱼际，就是月丘这个地方。小鱼际是手少阴心经所经过的地方，同时在手诊上表示以大肠为主，也与消化道有关。如果小鱼际有浮红的话，一般是大肠有湿热，或有心火，晚上睡不着觉，踢被子，说梦话这一类的，就会在这里体现出来。

看手掌的时候，很多家长以为是要给小朋友把脉，其实我是去感受他手上的触感。把小朋友的手掌抓在手里，感受他手掌的温度，是偏寒还是

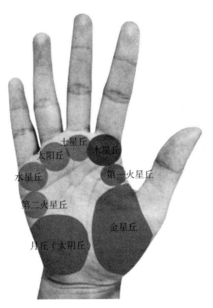

图 3　手掌上"丘"的分野

偏热，是温热的还是凉的。再摸一摸，看看湿度，有没有出汗，再感觉一下汗的黏度，是不是很黏，这样就感觉到他的湿重不重。如果没什么汗，说明体内没什么湿。如果汗黏黏糊糊的，说明体内肯定是有湿的。因为湿没地方走，通过手掌排湿。

肤温、汗黏度、痰音

手掌看完，这个时候，如果孩子不是太沉的话，我通常都会抱起来，双手叉在他的腋窝下，先举一下，感受他腋窝的温度，热不热，是不是里面有湿热，然后用脸贴一下他的头，感受一下他皮肤的温度，手摸一下他的背，感受一下他背上的温度，汗多不多，热不热，黏不黏，闻闻汗液酸不酸，摸摸屁股凉不凉，大概就是这些。

整个过程也就几秒钟的事情，抱完就还给家长。其实抱的时候，还有一个步骤，抱过来我会听他的呼吸，听听他鼻腔里有没有鼻涕的声音，再听听气管里有没有"呼噜呼噜"声。一般情况下要用听诊器听，但我有时候顾不过来，就在抱过来的时候顺耳听一听。最后听一听咽部有没有痰

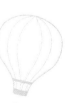

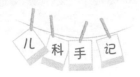

音，就是会不会有"咳咳"这样子清嗓子的声音，有的话，常会加半夏厚朴汤或上焦宣痹汤。

大便

最后，我会问一下家长孩子的大便情况。大便是一天一次还是一天两次还是两天一次？再问，大便是软的，还是质地中等，或是干结如羊粪；是成形的，还是拉稀的；是不是前面硬后面稀。问家长问题的时候必须要有四五个选项准备，他才会做出选择，不然一头雾水。

*我问大便正不正常的时候，是想判断一下胃肠道（脾胃）虚不虚弱。*如果前面一系列症状判断下来都是虚寒症状的，这个时候家长回答一句"便秘"，就是大便一天不到一次，可能两天一次，拉的还跟羊屎一样。那么这个便秘我们就要思考一下了。

这个便秘是因为胃肠道的动力不足，大便在胃肠道里停留时间过长，水分被吸收掉了而导致的便秘，这个时候我们应该是增加胃肠道的动力为主，少量地用一些润肠的药物。如果你要这时候给他用以润肠通便为主，以润肠加水液为主的方法，其实是方向性的错误。虽然给他增加了水分，但同时是抑制了胃肠道的蠕动，会导致恶性循环。这就是对于有些便秘的孩子，我告诉家长不要给他吃水果的一个原因。

我的小孩，到底是寒还是热

经常有家长问，他的小孩究竟是寒还是热？最近是偏凉，还是偏温？该吃什么东西好？

其实很多时候，小孩子的身体并不是简单的寒热，可能两样都有，甚至还兼有湿气。我们还是通过望闻问切去诊断一下吧！现在就讲一些比较简单的小技巧。

我一般看病都是有个流程的。一方面看里面有没有热，另一方面看外面有没有寒。因为里热外寒是最常见的一个证型。

一、里热

首先我们看哪里呢？看他的脸色。脸蛋红不红？嘴唇红不红？有些上火的小孩，脸蛋跟嘴唇特别红，这多半都是有热的，但是这还不能够完全判断。证据起码要两到三个以上，才能成立。

看里面有没有热，最主要是看喉咙红不红？口腔黏膜红不红？卷起来看舌头底下红不红？这个是很重要的。你光看舌头表面，看到舌质淡嫩，有齿印，你觉得是个寒，很可能就会进入一个误区。

你要是看到喉咙红，上腭、口腔黏膜是红的，嘴唇是红的，舌头底下是红的，这个红的比例比舌面淡的比例重很多的时候，这个消化系统应该是偏热的，消化系统的黏膜血管还是很丰富的，热了，血管扩张就会红，所以，有内热的情况比较常见。

但是消化系统不是只有口腔咽喉，我还要再找找证据，它还会往下走，走到肠道，是吧？一定要看大便情况。

硬不硬？干不干？热不热？

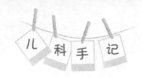

有内热了，肛门也热，喉咙又是红的，那么整个消化系统应该都是热的，就有内热。光靠这两点，可能还不能确定。那我怎么能知道消化系统的中间这一段是不是热的呢？

怎么看呢？用手摸肚皮，肚脐上下热不热？烫不烫？有没有鼓起来？如果是热胀鼓起来了，那么整个消化系统就是热的。那么这个小朋友，就有里热的症状。

二、外寒

我们再看看他有没有外寒的症状。先问他怕不怕冷？怕冷，就肯定有外寒。再摸皮肤，皮肤的温度是凉的，也是寒。摸皮肤有没有鸡皮疙瘩？如果有鸡皮疙瘩，那就是有寒。再摸皮肤的汗，是凉的，多伴有外寒。

再说一种情况，如果他咽喉不红，肛门不热，皮肤又不出冷汗，又不怕冷，也不起鸡皮疙瘩，那他这个是什么问题？什么病呢？可能没有里热，也没有表寒，他这个可能是半表半里证，就是小柴胡汤可以用的证型。

今天简单地讲了一下外寒里热的诊断小技巧，并不是很全面，但有助于分辨用药，范医生水平有限，有错在所难免！

除了辨里热外寒，还要辨里寒外也寒，里寒外有热等，这些就复杂了一点。

不过最常见的，就是里热外寒，香苏散治外寒，保和丸清里热。

没有外寒，半表半里有寒热，加上里热的，就用小柴胡颗粒＋保和丸。

孩子为什么爱啃指甲和长倒刺

先说啃指甲，又称咬指甲症或咬指甲癖，是指反复咬指甲的行为。

咬指甲是儿童期常见的一种不良习惯，多见于 3 ～ 6 岁儿童，男女均可发病。多数儿童随着年龄增长咬指甲行为可自行消失，少数顽固者可持续到成人。

大多数的说法，是认为与精神紧张有关。不管现代医学怎么解释，我试着从中医的角度去看。

肝主筋，甲为筋之余。指甲，又叫人退、筋退，是秉筋之余气，也就是肝之余气而生。那么，咬指甲，可以理解为在自行补肝。《中药大辞典》记载，人指甲，甘、咸、平，有止血、利尿、去翳的功效。主治鼻衄，尿血，咽喉肿痛，小便不利，目生翳障，骨鲠。

我年幼时，也爱吃指甲，用牙一点一点地磨指甲，会产生一种无法言喻的焦香味，让人欲罢不能，都不用指甲剪了，我在门诊也问过很多啃指甲的孩子，他们都认为很香。

咬指甲的人，体质上，就有肝不足的倾向。看其主治，可推其治肝阴不足后——肝阳化火——生风动血，有出血倾向，特别是鼻血。肝阴不足，易抽筋，也易焦虑，咀嚼肌紧张，爱咬牙关，脾气急躁，耐性不足，有尿床，入睡困难，磨牙，易惊厥等。所以，他啃指甲，可能就是为了缓解肝阴不足，缓解焦虑。

作为一个中医医生，要见微知著，扯着一根线头，就要顺藤摸瓜。肝阴不足或肝火旺，是第一层逻辑。

接下去，就要追踪是什么原因导致肝阴不足，这是第二层逻辑。

所以，你不要去打孩子骂孩子，加重他的肝郁，得找到根源，从根子

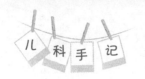

上去治。这只是我个人的见解，不一定是正确。我这样理解，还有根源，就是中医历来有用童子尿滋阴降火，这个尿，可以理解为肾之余气，喝童子尿，也许就有滋肾阴的作用。

长倒刺，这个其实是多与咬指甲并见的。就是指甲长得过快了，拔起萝卜带出的泥，不知道这样说你们接不接受。范医生的脑洞，经常是不着边际的。指甲是肝之余气，指甲长得快，就是表示肝旺，这是第一层逻辑。那这个是生理性的旺，还是病理性的旺？

我们要继续追踪其他的兼症。要是孩子，晚上不睡，人易怒，摔东西，打骂人，暴力倾向，多半是病理性了。那么，我们要追踪为什么这样？有一方面是进补过多，比如给孩子过早地吃补品，黄芪、当归、党参，甚至是辽参、海参，直接上火。要么用滋腻的补品如花胶、雪蛤、燕窝、阿胶，直接生痰湿，之后郁而化火。

哪怕没有这些食疗的补，也多是食入肥甘厚味瓜果生冷，或各种零食惯着，吃出来的食积，郁而化火。火热了，就生风——肝旺，这是第二层逻辑。

另一方面，也有家长，管孩子太严格，这不让吃，那不让吃，且定了很多"线"，稍有越线，则责骂孩子，孩子久而变得胆小无主见，这是郁的表现，郁久化热，慢慢出现啃指甲来清肝火。

总之，想要解决这种问题，就要找到根源。

孩子晚上为什么睡不老实

孩子晚上睡不老实，大家总是问我，孩子是不是有什么问题啊？

我跟你说，孩子一点问题都没有。

大家开过车没有？开车的时候有没有觉得总有点不舒服，就是老想挪屁股。为什么要挪？因为坐久了座椅太热了，背上热，屁股也热，这时候恨不得有一个座椅通风系统，让背上、屁股下有股凉风来。

孩子晚上睡觉也一样，床上一个地方睡久了不动之后，底下会非常热。他们觉得热，烫皮肤，因为血液循环会加快，心脏负担重，自然会胸闷。孩子代谢本身就比我们成年人旺盛，他们产生的热量非常多，所以翻个身是很自然的现象。

那要减少他的翻身次数，需要做什么呢？减少进食，减少能量，这样就不会产生过多热量。产热少了，接触的皮肤就不会感觉到那么热，也就不会那么烦躁、反复翻身了。

这本是一个很正常的现象，家长不要那么焦虑，焦虑会影响情绪，最后会传染给孩子。孩子一焦虑更睡不好，一焦虑还会影响肠胃。

我听说，有一种逼供手段，就是不让人睡觉，十分残忍。对于父母来说，孩子晚上哭闹，无疑是一种折磨。一种是精神上的折磨，不知道孩子为什么哭？于是担心、焦虑，甚至抑郁。一种是肉体上的折磨，顶着瞌睡陪着娃一起熬，第二天还要上班。

说实话，带娃后，我也算经历了很多。不知道古代的男人，带不带娃？不知道古代的男中医，带不带娃？反正，作为一个中医奶爸，我算是尝过了，痛并快乐着。

但是，你有想过孩子为什么晚上哭吗？不是带娃，我不会去想那么

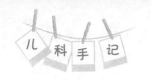

多。正是因为我的宝贝闺女，让我领略了人生中的一道风景。下面我分析一下，会出现的一些情况。

鼻塞：晚上开空调冻着孩子了，鼻塞，憋着难受，她没有其他表达方式，只能以啼哭来宣泄。可以用通宣理肺颗粒冲水，少量喂一点，同时，晚上的空调不要开太冷太久。

腹痛、腹泻：可能是母乳凉到了（母亲吃了例如苦瓜、芥菜、绿豆或生冷水果或冷饮等），或者肚脐吹风了，引起肠痉挛，产生了绞痛，可以用丁桂儿脐贴，暖中。

发热：量量体温看，这个不会处理的话，上医院。

饿了：喂奶。

尿了、便了：换纸尿片。

痒了：挠一挠。

失眠：那么，如果把以上情况都排除了，她还是哭闹呢？你找不到任何原因，没有任何东西干扰她，她就是哭闹。啼哭是婴儿有限的表达方式之一。她在哭是肯定有不舒服，她不舒服究竟在哪里？一定要找原因。下面就是我要讲的第 7 个原因。

我认为最最要紧的一个原因，她啼哭是因为什么呢？我们把人一天生活之中的几大影响心情原因列一下：睡得好不好？吃得好不好？拉得好不好？我们看第一个问就是睡得好不好？那睡不好，她就会哭。

其实半岁多的时候，观察我女儿，发现有一个原因她会哭，是什么呢？就是她好困好困，但就是睡不着，一睡着就醒，也就说她是因为睡不着而哭，这种所谓的夜啼，其实是小儿的失眠，小儿的不寐，小儿的入睡困难。你要是成年人，能用语言表达啊！孩子没办法说啊！她就想说：我觉得很困，我想睡，睡不着。她只能用哭来表达！孩子一岁以内的睡眠时间还是要达到 14 ~ 16 个小时，一天睡十个小时对她来说还是睡眠不足。你以为她睡得好，其实她睡得不够！即便是睡着了，睡眠质量不好，也容易醒。

那么归根结底来看，是什么原因呢？叫阳不入阴。阳气在里面，我们就睡着了。那么阳气不能入到里面了，这是睡不着，睡不着，她就哭咯！

什么原因导致阳不入阴呢？孩子也有痰湿，也有湿气的。我把她的痰湿化了之后，阳气没有东西阻碍可以入阴了，心气能下降到肾，心肾能相交了，她就能睡着了，就不哭了。我用了药之后发现，当时睡了整整十三个小时，白天睡了两个小时。睡眠恢复了。

所以最后我个人的结论，就是孩子的所谓夜啼，有一部分原因是小儿的失眠，小儿的不寐。我想可能坊间很少有人和我提出这样相同的观点，但是我就按照失眠的办法来治这个，有效，非常有效，吃了就有效！

我罗列了我闺女那些症状，还有这些症状观察的前后对比。

皮肤红疹（肺），背吮出痧（脾胃），口水黏（脾胃），大便黏（脾胃），小便骚臭（心），头汗（上焦有热），易惊（心包有湿热），鼻塞（寒或湿热），头热（上焦），抓握（频率变多，肝热），山根由青变紫（化热），胃纳变小（厌奶期），主证夜啼（肝）。

观察这些是因为女儿已经哭了三天，三天之后就比较焦虑了，必须解决这个问题。其实在哭闹之前就已经有一些小症状，睡不老实，哼哼唧唧的。我就罗列了这近半个月来的一些变化，然后开了这个方子，上焦宣痹汤合温胆汤，加钩藤、蝉蜕、荆芥、辛夷。一条一条来分析一下。

孩子哭是什么呢？哭，从五行归类属于肺，属于金，属于肺系统里面的一个表达方式。

一般说肺热，会用哭表示。首先从各个方面分析，因为当时抱女儿抱得多，热传到她身上去，加上天又热，起疹子、痱子的，这是已经开始储蓄的热。

在之前就让我太太在她背上吮吸痧，有湿热的情况下痧气是比较重的。而这个湿热体现在哪里呢？它不是体现在皮，虽然你的痧显示在皮，但它其实是在肌肉之间，肌腠之间，肌腠归脾胃所主，即脾胃有湿热。

她的口水比较黏，有时候吐了一些酸奶，特酸臭，太太说她是酸奶制造机。排大便也是黏糊糊，感觉她消化道还是有湿气的。

小便还是比较骚臭的，有味道。这提示什么？心火移热于小肠，小肠

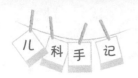

从小便表现。头汗开始慢慢变多，脖子、头上，我抱她容易出汗。那段时间她也是比较胆小，有大一点的声音容易被吓到，表示心包也有干扰。头部的温度有时候感觉有点高，起码我抱她的时候感觉到她的头有热，上焦有热就会兴奋，热扰神明之府——大脑。

按理说，抓握不能作为一个指征，但是肝主筋，手指甲就是肝气的一个表现。她抓握的力度越来越有劲儿，一方面是她在成长，一方面也可以提醒肝经有热。她的山根我观察了下，发作前几天是青的，慢慢地就开始变得有点紫了，紫什么意思呢？紫就代表化热了，原来是寒，有可能化热了，这是心包经的地方由寒化热，心火原来不足，化热了她就开始闹了。

总体归下来，心肺属于上焦，脾胃属于中焦，上焦有湿热，中焦有湿热，那我所用的方子什么呢？上焦宣痹汤合温胆汤，温胆汤治中焦为主，中焦兼顾上焦，而上焦宣痹汤就治上焦，合了蝉蜕、钩藤，去肝经热的，就怕受惊这一类。因为她稍微有一点鼻塞，有点空调风，所以加点辛夷、荆芥、防风，祛祛风寒。

煮完之后，也是我自己来喂。放了两碗水，煮了一碗半的水出来，大概给女儿喂了有五六勺，六七毫升，喂完没多久，她就睡着了。然后，从下午六点多一直睡到早上将近七点，早上喂完女儿喝药之后，我就让太太把剩下的药全喝了，用来过奶，喂了几次奶，一晚上睡得挺好。

这大概就是我治疗的过程，这个方子我开了四剂，可能吃了三剂就好了，每天我就喂十来毫升，她还挺配合的，还不哭，喝完才哭。

总体来讲，就是我太太仔细观察到女儿的表现，她知道女儿揉眼睛是想睡觉的意思，但就是睡不着，太太把这个情况反馈给我（充分表明了，男人带娃，还是没有女人细心），我马上就想到了失眠，闺女就用哭闹来表达这个不适。

其实，还有第八个原因，还是我闺女，大概隔了一周后，又出现了这种情况。睡着了后，她拼命哭闹。我太太观察到这会儿哭闹，不是入睡困难，是闺女想醒却醒不来。怎么回事？

梦魇了，什么意思呢？梦魇就是想醒，醒不来的意思，类似所谓的

"鬼压床"，其实是神经系统醒了，运动系统还没有醒，就是全身的八大系统清醒的步骤不统一。就会有一种大脑无法指挥身体的感觉。于是娃哭了。

从中医角度分析，是什么呢？就是阳不出阴。就是阳气无法出来。阳气出不来的原因，就是有痰湿挡住了路。那我用什么方子呢？我原方不动，还是用原来的方子。

吃了一剂，就好了。

第九个原因，那就是吓着了，惊气先入心，干扰心神。惊则气乱，气乱则生痰。用什么方呢？我还是用原方不动。

这前阵子，治了一个孩子，4岁左右，暑假，父母带着他去自驾游，到了漓江上坐竹筏，很好的游玩项目，当时是晴空万里，游到江心，突然之间，电闪雷鸣，大雨就倒灌了下来。父母赶紧把孩子紧紧抱在两人中间，孩子被吓得哭个不停，还好只是阵雨，一会儿就停了，父母淋湿了，孩子倒是没事，就是吓着了。后来，在驾车回深的路上，又遇到前方撞车，现场听说死了人，孩子又被吓一次。回到深圳后，到了晚上十二点，就开始哭闹。最后没办法，找了我，我就按着以上的思路，给他开了药，化化痰，两天就好了。

还有第十个原因，那就是娃不想睡觉，就是不想睡觉。可是撑不住，睡着了，太困了。自己撑不住睡着的觉，哭着也要睡完。这个无须特别处理，父母多陪孩子玩玩，娃是缺乏安全感了。

第十一个原因，做噩梦了，这个，还真没办法了。

以上，就是我总结的11个孩子晚上哭闹的原因，供大家参考。

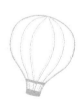

孩子的汗怎么这么多？有办法吗

汗证是指由于阴阳失调，腠理不固，而致汗液外泄失常的病症。其中，不因外界环境因素的影响，而白昼时时汗出，动辄益甚者，称为自汗；寐中汗出，醒来自止者，称为盗汗，亦称为寝汗。

正常的出汗，是人体的生理现象，本文所论述的自汗、盗汗，均为汗液过度外泄的病理现象。《明医指掌·自汗盗汗心汗证》对自汗、盗汗的名称作了恰当的说明："夫自汗者，朝夕汗自出也。盗汗者，睡而出，觉而收，如寇盗然，故以名之。"

上面的意思就是睡着了出汗，叫盗汗；醒着不动，还乱出汗，叫自汗。这个分法，其实在临床上还真不太实用，因为有些人，无论醒着，还是睡着，都出汗。

看小儿病这几年来，汗证，几乎是每日都见。

阳加于阴，谓之汗。这个阳，就是热量，就是能量，这个阴，就是液体。能量灌注到液体上，就形成汗了。

从人的体重看，人体大部分是水造的。水占成人人体重量的70%，婴儿体内含水量达80%。人体血液中所含水分占83%，水在肌肉中占76%；在心脏、肺中占80%；在肾中占83%；肝脏中占68%；脑中占75%。

把我们人体的皮囊想象成一个铁壶，各种水分，就是铁壶里的水——这就是阴。

我们运动、进食、思考、心跳、呼吸等这些生理反应，会燃烧很多能量——ATP，并分解成水和 CO_2，热量——相当于水壶底下的炉火，这就是阳。阳加于阴，谓之汗。就是用火烧铁壶，水开了，呼呼冒出的热气，这就是汗呀，蒸出来的汗。

可要记住了，人是恒温动物，体温必须保持在 37℃，高了不行，低了也不行。高了会烧坏蛋白质，低了酶会失去活性。所以必须要出汗，带走多余的体温，要不然，蛋白质易坏。

哪里有湿哪里就有阴，哪里有瘀滞哪里就会郁而化热变为阳，阳加于阴，最后就化为汗，不出汗，热就会烧坏某种功能。

阳主阴从，阳不能主则阴不从。这个就看谁是主导，阳要为主导，阴要顺从阳。

因为不能把能量和水截然分开。所以，阴阳是一体的。能量往哪走，水分就要往哪走。但前提是阳气必须要足够强，才能主导阴气的运行。假如，炉底没火了，就没有蒸气出来了，也就不出汗了。

这时候，我们要换一个思路来理解阳气，包住液体的壶体、铁皮，这个要看成阳。

为什么？因为密固。这个功能，必须是属于阳的。铁壶的铁原子之间相互吸引的力，就是阳。如果吸力弱了，就是阳气不足了。

我们会发现，在湿冷的环境里久了，壶底竟然生锈了，它漏了，渗出好多水，这个也可以理解为汗。这个时候，阳无法主导阴的运动，因为它无法密固了。这是漏出来的汗。

这个比喻是比较生硬的，但并不妨碍大家去理解。

气虚也是一大因素。

综上，小娃娃出汗，我们要看两种情况，他是蒸汗，还是漏汗？

怎么看呢？我有两个方法。

一是手摸，或抱起来，感觉汗的温度、黏度，要是热乎乎的、黏糊糊的，隔着皮肤两三厘米都能感觉到热量的，这个基本上就是蒸汗了，舌头尝尝汗，这个汗大多是咸的。把小娃娃想成铁壶，这时小娃娃肯定是在炉火上烤着呢。不管是盗汗还是自汗，我就看成是蒸汗。蒸汗好办，把热撤下去就可以了，把炉火关小点，或熄掉。

怎么熄火？得先看看这个火是从哪来的？食积？瘀血？补过头？衣服太厚？房间太闷？天气太热？针对原因来解决，才是根本的治法。用的方

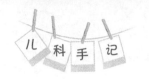

子可以很多，变化也很灵活，没办法列方子。我要是再说保和丸，有人就会说我这个人只会开保和丸了，不妨试试看。中焦若是有湿热食积，可用上焦宣痹汤合甘露消毒丹再加焦三仙。

如果手摸或抱着感觉汗有点凉意、不黏手，皮肤深层也冒着凉气，这个肯定就是漏汗了，舌头尝尝汗，这个汗大多是淡一点或者无味。这时才不管是自汗盗汗，反正我叫成漏汗。漏汗好办，把铁壶补好就行了。

怎么补铁壶？你得先看看漏的地方在哪儿？肺虚？脾虚？肾虚？有风寒？针对病因来解决，才是根本的治法。用的方子可以很多，变化也很灵活，没办法列方子。

我要是再说玉屏风，有人就会说我这个人只会开玉屏风了。但是有一点得注意：汗者心之液也，唯头汗不必治。小儿纯阳之体，头者诸阳之会，心属火，头汗者炎上之象也。故头汗者，乃清阳发越之象，不必治也（《幼科发挥》）。

一般情况下，头出汗，是不必治疗的，但是如果影响到健康，还是要治一治的。这个就另说了。最后，无论是蒸汗还是漏汗，我个人的观点是，汗出之时，不要吹风，也不要马上洗澡，一定要把汗擦干了。

为什么孩子手指总脱皮

门诊看病的时候，总是有人问我，孩子手指老脱皮，究竟是什么原因导致的？有没有办法治疗？

什么原因，众说纷纭，不外乎：干燥；洗涤用品的化学伤害；缺乏某种维生素；手癣；汗疱疹；等等。

微信扫描二维码
查看症状照片

之前其实是没有认真去想过这个脱皮的事，因为我觉得那又不是病。我小时候手指也老脱皮啊，特别是冬天。有什么关系的呢？反正自己也会好的。

后来，在临床上，总有家长给我反馈：范医生，孩子吃了你的药，有个好的地方，就是手指不脱皮了。

我心说，我不知道你脱皮啊，怎么就治好了？一看处方，一般都是治咳嗽的，我就健脾祛湿化痰而已，手指脱皮就好了。

然后就思考这个问题，我在想，小时候会在什么样的条件下出现脱皮呢？一般是在我去游泳后。

在乡下，我的童年就是泡在外婆家的小河里的，一般可以泡上一两个小时，早中晚，要游三次泳，那都不叫游泳，叫玩水。从河水里起来后，会发现，自己的手指头脚趾头，都泡得皱巴巴的了。再过几天，就开始脱皮了。

为什么泡水后，就会脱皮呢？我还没想透。于是到网上找了一找这个答案（摘自 2013 年的《发明与创新：中学时代》刊物，题为"手指起皱是为了抓取湿物"）。

一系列的实验室测试显示，由水浸（water immersion）导致的手

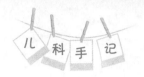

指/脚趾皮肤起皱是为了更稳固地抓取同在浸水环境中的湿物，以及稳定的抓地力。想想车胎的设计：皮肤表面起皱之后，当抓住一件湿物时，皮肤表面的凹槽为被手指挤开的液体提供了一个"疏散"的通道。

在实验中，实验对象按照要求依次抓取干燥的物品与沾了水的物品，比如大理石，用普通状态下的手指和在水里浸泡了 30 分钟之后的手指。实验结果证实，手指起皱的人能更快并且更稳地拿起湿物。这次研究被发表在了《生物学快报》上，它也进一步证实了之前认为手指起皱是进化结果的假说。

当人类身在湿润的野外或者打猎时，起皱的手指/脚趾能够帮助他们在湿润的地面上站稳，更有效率地收集食物，也能灵活使用被雨水淋湿或浸泡过的石器等各种工具。

但是为什么我们的手指/脚趾不能一直保持起皱状态呢？这一点到现在为止还没有定论。或许是因为干燥的手指和平整光滑的肌肤能够更好地使用触觉感知事物，在使用和抓取细小的物品时也更有效率。不论如何，下次在洗澡的时候，如果太无聊，至少可以想想这个。

起皱的手指能够帮助我们的祖先在潮湿的植被或河流中采集食物，而起皱的脚趾则能帮助他们在雨中站得更加稳当。好像真是那么一回事啊。

也就是说，手指皮肤起皱，是为了在湿性环境中有利于抓取物体，而手指脱皮，是因为离开了湿性环境不需要起皱了，机体重新规划了皮肤的生长状况，于是脱皮重生。

那么问题来了，我们没有经常泡在水里，为什么也会老这样起皱脱皮？这个，自然是因为汗手啊，汗多了，手湿漉漉的，基本就相当于泡在水里了。

手掌干燥的人，总是搓不开塑料袋是吧？能搓开塑料袋，大概是汗手的少数优势之一。把手掌撑开，放到玻璃桌面上，三秒钟，把手拿开，就会看到一个手掌轮廓在桌面上，一会儿，水汽蒸发了，轮廓就消失了。

可见，我们的手掌，是每时每刻都在出汗，只是有的人多，有的人少。

有的人非常严重，那个汗多得不得了，经常要用手巾来擦。但汗手总不可能 24 小时都处于大汗的情况吧？所以，中间也有汗少的阶段，而汗少时，手指就该脱皮了。

脾主四肢，首先把地界规划好。然而心包经、心经与肺经，都经过手掌。为什么出汗？阳加于阴啊！能量加到液体上，就蒸发出汗了。也就是说，要有热，也要有湿，才会有汗。

脾有热？肺有热？心有热？心包有热？我更倾向于一开始，脾有湿热，这个主要是从临床观察出来的。我常用《内外伤辨惑论》里的升阳散火汤来治疗手足心发热。总体来说，这个方子就是吹散流向四肢的湿与热。

综上，其实就是吃的湿性的东西在脾胃处，不能完全代谢，就沤成热了，带着湿气，往四肢走，走到手掌。哪些东西是湿性的，毫无疑问，瓜与果及茶水、甜性食物，我指极过量的进食。所以，治这个毛病，最重要的是忌口。

其实，通过调理脾胃，让身上的湿气少一点，湿热少一点，流向手掌的汗少一点，脱皮就会少一点。

以上是一种比较常见的证型，但也有脾虚的，如下面这个病例：

有一天，在朋友家吃饭，席间，看到同桌吃饭的做饭阿姨一边伸出手一边赧然地说：每年春夏之交，手就掉皮。

我瞅了一眼，比较严重，我不想去重现现场，总之，真的很影响胃口。

因为真不知道洗菜的时候，炒菜的时候，有没有皮屑掉在里面。

饭后，我和朋友商量了一下，这个保姆人很朴实，干活利索，生活也有点困难，觉得还是可以提供一下帮助的。

于是饭后，我给她把了一个脉。脉象沉微弱。面色灰黑无华，舌淡嫩苔薄润齿印。

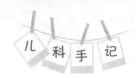

其他的，我也没有多问，没办法多问，也不好开口问太多，人家来干活的，问病太多，怕以为是歧视。

就凭舌脉，确实是气血俱弱的人。

我说，你就上药店买参苓白术丸和归脾丸吃。

要是去抓汤药，一是贵，二是难坚持。

一周后，再问，说是没有买到参苓白术丸，仅服归脾丸三天，即不再掉皮。

归脾丸养心肝脾之血。

可见手指掉皮，也有血虚不能养皮的因素。

归脾丸，补脾养血，非常对症。

孩子也会心情不好

这几天，我不知道该哭还是该笑。这话从何说起呢？

打看小儿科以来，也好几年了。心里一直认为教材说的七情对小儿的影响不大是真的。但是我错了，接连两天，三位小朋友，教会了我：小朋友，也会肝气郁结。

陈小朋友来复诊，咳嗽了两个月，疑似支原体感染，我用了达原饮加味，一诊愈之七八。重点不是咳嗽，而是她妈妈跟我说，这个小朋友，心思好重。

怎么重呢？心里可装事了，有点事情她就能想一晚上不睡觉。经常跟妈妈说：妈妈，我不舒服。问她哪不舒服？她会说：我心里不舒服。听到这里，我就乐了，心里不舒服，3岁4个月，能有啥心事啊？

我没有细问，门诊太多人了，只好跟她说：以后有心事，跟范医生说啊，不要憋在心里！你妈妈有我微信的，可以用微信跟我说。这事暂且不提。

来复诊的杨小朋友，就诊时，想玩手机，被妈妈说了一句，就一直下牙咬着上唇，憋着一股劲不说话。怎么逗都不说话。才2岁多一点，气性就这么大，他舌象有个特点，就是起了很多刺，这些刺点，不是红的，是淡的，这是气郁的表现，等红了，就是郁热了。

这种体质，易气短，因为憋气，供氧不足；因为憋气，肺气痹阻；因为憋气，气郁生痰。这个当父母的，要加倍用心，千万不要跟孩子斗气。

谁又能想到呢！又一会儿，来了位宁小朋友，这个小姑娘4岁多一点，来看咳嗽。初诊时，我因摸到她的小手冰凉，考虑阳气郁痹在内，就给她用了四逆散加一些化痰药，疗效明显。

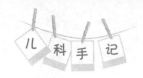

到了第四诊，她妈妈跟我反馈说，小朋友一直心情不好，在你这里吃了第二诊的药后，整个人容光焕发，以前脸黑，现在都白过来了。可是第三诊你换了药后，好像脸色又变回去了。

然后，我们就多聊了一会儿。原来，这位小朋友，不认真去观察是很难发现她一直愁眉苦脸，跟个小林黛玉似的，心思很重，对什么事都提不起兴趣。不过，来我诊室看病时，倒是蛮开心的。今天还是给她用回了四逆散加味，让她开心起来。

短时间内，连续三个小朋友对我的冲击，让我不得不重视，幼儿心理变化对身体健康的影响。

我们成年人，有一万个理由不要把孩子当成孩子来看，我们要尽量跟他们平等地交流。同时，也提醒我们，千万不要忽略了，在小儿病中，有时是需要调肝的。

本文写于 2017 年 1 月，移时五年，又看了不少病人，才发现情志病，在儿童中，发病并不见得比成人少。

为什么孩子口水流个不停

流口水要看两个方面。口水是什么？口水分涎跟唾两个部分，清稀的那种叫涎，有泡沫的叫唾。涎出太阴，从脾出，唾出少阴，从肾出。

当口水控制不了地分泌，像泉水一样涌出来的时候，老是需要咽，这个表示什么？脾阳不足——它的固摄能力不足。其实我个人也遇到过这种情况，吃水果吃多了之后，吃了冰棒之后，口水会根本停不下来，晚上睡觉都会被口水噎醒。

一般处理这种脾胃接触了寒凉东西而脾阳不足的情况，我有一个办法，就是吃附子理中丸，应该说是吃理中汤。也不用很复杂，单纯用一个理中汤，连吃几天，就很简单地把这个问题给解决了。

但是，得把病因给去掉了，病因是什么？就是你接触了寒凉的东西：苦瓜、芥菜、绿豆、海带、冬瓜、马蹄、白萝卜。特别是白萝卜，吃完寿司要去嘴巴的味道时，白萝卜丝一嚼，口水分泌就很多了。还有吃冰棒、雪糕、西瓜、哈密瓜、猕猴桃等，以及大量饮水。吃进去之后，阳气不足，化不了这些水，它就变成口水出来了。

以上讲的这些都是因为脾阳不足，吃进去的水分多。

我再来强调一个点，"阳化气，阴成形""阳主阴从"，就是说所有有形的东西就是阴气重而成，而所有变成无形的东西就从阳气而来。人活一口气，必须是阳气处于主导地位，阴气跟随阳气的调动而发生作用。

如果脾阳不足，就连吃进去的水都化不了。一喝水，特别是孕妇为了做B超时大量喝水，同时又脾阳不足，这种情况下，水进了胃，就变成了水饮。而水饮不是人体需要的东西，必须往外排，排泄的通道除了尿、大便，还有所有一切的分泌通道，包括汗的分泌，身上所有腺体的分泌。

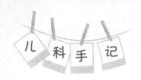

流口水也是一个分泌方式，它要把饮邪排出去，但是这个饮比水要黏稠，饮不容易流出，从而把人体正常的水分，即口水给排出来了。就像家里的大扫除要冲水，把一桶水冲出去，垃圾没冲跑，但水给倒掉了，大概就是这个意思——力气不足。

那怎么办？就要温脾阳，用理中汤，也可以用成药附子理中丸或桂附理中丸。

人参（或米炒党参），炒白术，干姜，炙甘草，如果阳气十分不足还可以加点附子。

肺阳不足，这是流口水问题出在太阴的一个情况。除了太阴脾脏之外，还有一个太阴肺，水饮可以走动。肺为娇脏，在上部，这个地方也很容易形成水饮。肺形成的水饮不在食管而在气管，气管的水饮也会刺激到口腔的分泌，也是口水多，怎么办呢？可以用小青龙汤。"妇人吐涎沫，小青龙汤主之"，这个我以前也讲过的，治水饮证，除了用足太阴脾经的理中汤之外，还可以用手太阴肺经的小青龙汤。这是治疗由于阳气不足导致的清稀的口水多的两个经典方子。大家可以留意一下。

其他的情况要根据症状具体辨证。归根结底，还是吃出来的问题多。

至于吐唾，桂附地黄丸，也可以用，就不展开来讲了。

孩子不长个怎么办

平时门诊，家长抱怨最多的，就是孩子不长肉、不长个这些。其实在这一块，我也下过一点点功夫。

第一方面是本身有慢性病，如慢性气管炎、慢性鼻炎、盗汗、多动症等。各种慢性病，不仅仅是我列出的这些。

身上有病——邪气。所以，机体的正气，就要去对抗邪气。哪还有多余的正气去长身体呢？就是说，长身体的正气，让病给消耗掉了。

所以，这方面的解决方法，就是把基础病给治好了，孩子自然就会正常发育。

第二方面是本身肠胃不好，无法吸收营养，无法化生气血。分两类：

肠胃虚一类，脾胃薄弱，要么吃一点就饱，要么就拉水拉掉了，人就瘦弱。没有营养怎么长个子呢？这个年代，不是说脾胃弱就要多吃。成天吃几大碗饭，都没有用，因为他不是饮食来源不足，而是肠胃根本就不吸收。打个比方，孩子精神差，是听不进课的，老师灌输什么知识，都是左耳进右耳出。想要提高孩子听课的效率就得先提高他的精神。一般情况下，这一类，我用的是参苓白术丸、异功散、小建中汤调理为主。

肠胃实一类，脾胃受痰湿、湿热、瘀血阻滞，营养的道路被堵死了。有物资，但是输送不进去。这一类，多是由于吃多了，塞住了脾胃，食物化成了痰湿，有食积。打个比方，某地方地震，整个城镇都毁坏了，缺物资，外面有很多物资想要输送进去，但是道路塌方，路堵死了，物资根本就输送不进去。这时候，最重要的就是把路疏通了，同时也不要急着输送物资来添堵，要减少食量，先化痰湿。这一类，我用得比较多的是肥儿丸、保和丸、健脾丸为主。

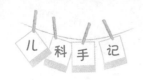

第三方面：先天不足，就需要补肾了。肾主骨生髓，长个要先长骨架，不补肾不行。用谁的方子来补呢？

有些小朋友不长个，我给开了六味地黄丸，家长疑惑道：这不是大人吃的吗？但是六味地黄丸出处知道是哪里吗？

> 地黄丸：治小儿胎禀不足，肾怯不言，解颅，儿大不能行。又治肝疳，白膜遮睛，溲血失音，身瘦疮疥。
>
> 熟地黄（焙，取末）八两，山茱萸（焙）、山药各四两，白茯苓三两，泽泻、牡丹皮各二两。
>
> 上为末，蜜丸，芡实大，一岁儿服一丸，二岁以上，加至三丸，空心温水下。
>
> ——钱乙《小儿药证直诀》

六味地黄丸，最初就是儿科用药。

> 儿本虚怯，由胎气不成，则神不足。目中白睛多，其颅即解（囟开也），面色㿠白。此皆难养，纵长不过八八之数。若恣色欲多，不及四旬而亡。或有因病而致肾虚者，非也。又肾气不足，则下窜，盖骨重惟欲坠于下而缩身也。肾水，阴也，肾虚则畏明，皆宜补肾，地黄丸主之。

我解释一下，就是这种先天不足的，可能命短一点，六十多岁吧。如果长大后，不知节制房事的话，可能活不过四十岁，所以，一定要保养。他后面说了一句话，我们是可以发挥的——骨重惟欲坠于下而缩身。

有些人，身子越来越佝偻了，越来越矮了，这个就是要补肾的。

再推测演绎一下，缩身，不就是不长个吗？所以，可以用来给孩子长骨架啊！养花，这时候要施肥了。讲到这个经验，不得不提一下，很多人的体质，是复合型的，不是说肾虚，就单纯只有肾虚。去补，很可能就上火了。

肾虚了，脾大多会跟着弱。脾弱，大多会生痰湿，又失运化而有食积。这就是复合型。

怎么办？联合方组服药。如果有食积痰湿，先吃一天保和丸，清一清，第二天，再吃点六味地黄丸，补一补。怕补过了，又吃保和丸，再清一清。这样交替服用，慢慢地就能见效。但也有一方面的忧虑，那就是可能会让孩子提前发育，所以还是不要用太久。

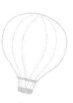

如何给孩子补身体

进补需要讲时机，范医生虽然强调忌口，但并不是一刀切。忌口往往都是有前提的——大多数都是虚实夹杂之证。很多人，把忌口搞成教条，一下子忌得太死了。我之前写过《虚不受补》，补不进去，有三个原因，兹不赘述。很多人在补之前，并不清楚补需要什么样的充分必要条件。只有虚的人，才需要补，《黄帝内经》说：虚则补之。你要补，就得是虚。恰恰是这个"虚"字，很多人认识不到位，误虚为实，越补越糟。我的中医观里，虚的人，要具备几个条件。

第一，耐力下降。

具体表现为气虚模式——身体虚弱、面色苍白、呼吸短促、四肢乏力、头晕、动则汗出、语声低微等，最常见的是慢性疲劳综合征，就是精神差，休息不能缓解，说话都没有力气，干啥都没劲。如果体会不深，你可以一口气唱完许哲佩的《气球》，再来体会一下气虚。

第二，抗寒力下降。

具体表现为阳虚模式——畏寒肢冷、面色苍白、大便溏薄、小便清长、脉沉微无力等，最常见的，就是畏寒，无风觉冷，有风则刺骨，手脚冰凉最为突出。

第三，耐热力下降。

具体表现为阴虚模式——低热、手足心热、午后潮热、盗汗、口燥咽干、心烦失眠、头晕耳鸣、舌红少苔，脉细数等，最常见的，还是烦躁、盗汗、怕热，大便干燥等症状。

第四，恢复力下降。

具体表现为病程延长，无法恢复，与气虚重合，侧重于病后无法恢复，如久咳不愈、长期低热不退、皮肤伤口长期渗清水不愈口等。

第五个，神聚力下降。

具体表现为血虚模式——面色淡白或萎黄、唇舌爪甲色淡、头晕眼花、心悸多梦、手足发麻、妇女月经量少、色淡、月经后期或经闭、脉细等，最常见的，就是贫血，血不养魂，神魂不聚，多梦，健忘，易怒，心中空空、像漏跳一样，来月经时视力下降或失焦，这都是精神不能集中的表现。

第六个，生长力下降。

具体表现为肾虚模式——部分与阳虚及阴虚重叠，最常见为腰酸，脑子空空健忘，思维卡顿，对人生失去了信心，进而失去了繁殖的动力，具体表现为贫血，男性阳痿、死精、无精，女性性冷淡、经量少、无排卵，或小儿发育迟缓等。

还有一些我现在没有想起来的需要补充的方面。

这几个条件，其实都有一些相互重合的地方，但是侧重点不一样。一个人，很少是一个纯粹的体质，都是五行兼备的，人人都有心肝脾肺肾，只是侧重不同。

那这么说，是不是只要具体其中的一个条件就可以补了呢？No，我讲过，有虚了，必然要考虑到这个人身上有没有其他的实邪。如果有实邪，就一定要兼顾到祛实邪的药。

一般人身上有哪些实邪？外感六淫，内生五邪。

比如你是虚人，但是你感冒发热了、咳嗽了，或湿疹了，不能单纯去补，很容易留邪，把病程延长，甚至迁延不愈。

再比如你是虚人，但是身上带一些痰湿、瘀血的基础病，如高血尿酸、高血糖、高血脂，或者食积，或者自身免疫性的结缔组织病，或者乳腺增生、甲状腺结节、子宫肌瘤、卵巢囊肿或其他肿瘤，这些你补起来，就要小心了，不能一味单纯的补，一定要虚实兼顾。

我们讲，补虚之前，一定要开路。其实，开路方，不是一个固定的方子。可以运用的方法有很多。

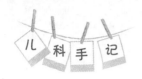

比如有痰湿，可用一些化痰的药方，如保和丸、温胆汤、导痰丸、控涎丹等；有瘀血，可以用一些活血的药方，如桂枝茯苓丸、血府逐瘀汤、活络效灵丹、桃红四物汤等；有气郁，可以用一些理气的药方，如四逆散、逍遥散、青皮、绿萼梅等；有湿热，可以用一些清热利湿的药方，如甘露消毒丹、三仁汤、杏仁汤、达原饮等。比如，你不想吃药，可以找针灸师，疏通经络，排寒、排湿热，或者直接放血祛瘀等；也可以找推拿师，沿着肌肉的缝隙，把经络里的结块、条索物、气泡物推散开来；还可以找刮痧师，把皮部的湿热刮开，或拔火罐等。

以上这些，都是可以做到先把补路打开的作用。并非一定要墨守成规吃一个固定的方子。只有把补路打通了，而你又恰好是虚人的时候，就可以开始补了。当然了，补虚与祛实，并非一定要分开。不是一定要祛完邪才可以补，也可以同时操作。

说完了祛邪，我讲讲平时用的一些补药。

气虚的，我常用补中益气汤、升陷汤、升阳益胃汤、四君子汤等；阳虚的，就是附子汤、真武汤、理中汤、二仙汤等；阴虚的，我用得多的就是增液汤、沙参养胃汤等；血虚的，我用得多的就是归脾汤、四物汤、温经汤等；肾精虚的，常用五子衍宗丸、龟鹿二仙胶、二仙汤、鱼胶等。

其实，平时的一些补品，如果搭配得好，我并不反对，可是恰恰很多人，尤其是普通人，根本无法把握补法的火候，往往出现矫枉过正，补过头了，或者干脆补错方向了，出现了副作用。

比如，咳嗽治了一半，吃了鸽子汤。湿疹好了差不多，吃了一碗鱼胶。热退下去了，又马上把胎盘炖上。盗汗不止，每天一根海参。乳腺增生化得差不多了，又开始天天炖燕窝。隔三差五都流鼻血了，虫草又开始吃上。

我发现，很少有人能辩证地看我在公众号发的文章，往往曲解了我的本意。治病八法，汗吐下和，温清消补，我一视同仁。我也并非都开补药，也会开路药。

平时，注意饮食，留意清肠，让身体尽量保持通畅。在夏天，燥热的时候，我也会吃点水果，补补阴气，不过量要合适。虚寒时或有湿气时，不吃水果。在冬天，也偶会炖点当归生姜羊肉汤，或者太太宫寒血虚时给熬两剂温经汤，就连我自己腰酸困顿之时，也会服用龟鹿二仙胶，或者炖鱼胶吃。不多吃，恰到好处即可。

所以，我就怕有些人断章取义，把我定性为百分百忌口的人。怎么可能？我会报菜名的，怎么可能全忌？最后，门诊上我叮嘱过忌口的人，让你忌口，是因为你的身体暂时需要清淡来休养，不要拿我的医嘱不当回事。

出现下面的情况时，你的小孩，就该少喂点了。

比如手心摸摸看：汗多黏糊糊的，热乎乎的；摸一下大鱼际，上面浮起一片红云；摸一下小鱼际，上面浮起一片红云。

脾主四肢，手足心发热、有汗，多是谷气下流，湿热蒸于中焦，发于四肢。

究其原因，大多是进食过多了，超过了脾胃的负担，在中焦这个地方，沤着，发热了。

最好的做法，是什么呢？先是减少进食，同时开始吃易消化的东西，少吃多餐，给脾胃留下足够的消化时间，别累坏了胃。

从掌诊看：大鱼际属艮卦，主胃；小鱼际属乾卦，主大肠。

从经络看：大鱼际，肺经所过；小鱼际，心经所过。

故大鱼际浮红有两个情况要留意：胃在沤热；热往肺走，准备咳嗽了。可以用保和丸＋香砂六君丸。

小鱼际浮红有两个情况要留意：大肠在沤热；热往心走，要踢被子了，晚上准备闹腾了，大哭也是有可能的啊！可以用保和丸＋小儿镇惊散（不可久服，中病即止，用久了败胃）。

但无论如何，减少进食才是最关键的。

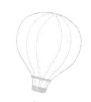

发热——小孩最容易得的病

一、外感发热常见的几个类型

我们讲感冒，一般情况下，多指肺系的外感六淫，常伴有鼻塞、喷嚏、流涕、咳嗽等症。

但其实五脏六腑的外在经络都可能外感六淫，也就是说，任何一条经络，都可能外感。

怎么判断是外感的发热呢？

就是看他之前有没有着凉吹风、暴晒脱衣、汗出见风、淋雨涉水等过往史。有没有因为出了很多汗然后把衣服脱了到处跑，有没有因为半夜汗出踢掉被子吹了空调；有没有头发没吹干就睡觉了；有没有光着脚在冰凉的地板上跑来跑去。这些都是外感因素，都会让人感冒。

只要有了外感，人体就要对外感做出相应的变化。在了解机体的变化之前，先理清几个要点：①汗是液体，98% ～ 99% 的成分是水。②汗的比热容接近于水，初中时学过化学的都知道，常见物质中水的比热容是最大的。什么是比热容呢？单位质量的物质，温度每升高一度所吸收的热量，就叫做这种物质的比热容。③汗的蒸发会令人体丢失体温。人体表面的汗，被风一吹，蒸发会加速，会带走人体非常多的热量。④人是恒温动物，要维持在 37℃ 左右。

综上，如果人体被汗液带走过多的热量，就变成一个体温过低的状态。体温过低了，就不能给酶提供一个保持活性的环境，不能维持我们身体里的各种化学反应，这种情况下会给大脑一个信号——你的体温过低了，这时候，要生产热量让人体重新回到平衡点。大脑里有指挥体温往高往低的体温调节中枢。

大脑会给机体两种信号，一种是产生热量，一种是减少热量的流失。

肌肉颤抖可以让身体产生热量，毛孔收缩，体表毛细血管可以减少热量的流失，这时候就起鸡皮疙瘩。

实证风寒发热

孩子的大脑中枢还没发育完善，大脑给身体传达产生热量的信号之后，却忘记了要停止，甩手不管了，那么人体就不停地产生热量，超过了人体之前因为汗蒸发带走的热量，同时还忘了开毛孔放热，即产热＞散热，这时候，人就发热了。

简单说，平时受一点热就满头大汗的孩子，现在多穿衣服还说冷，脑门摸着热，却干干爽爽，一点汗也没有。

我们该怎么处理呢？

大脑对身体的记忆是——我受凉了，我体温丢失过快了。我们要解除大脑对寒冷的记忆，告诉大脑，我们的身体已经不凉了，把毛孔张开，把多余的热量散出去吧。这就是我们的辛温解表法，把毛孔打开，把汗发出去，这时候就能把体温降下来了。毛孔是因为受凉而收缩的，我们可以通过非常简单的道理——热胀冷缩，用热的药，毛孔和毛细血管收缩痉挛的症状就会消失，就会张开。可以用生姜、葱白、葱须等，这是我们学员群里一个爸爸提供的，很简单的偏方，一般都是三片姜、大蒜一瓣砸碎、葱白连须一头，煮一杯水（先煮生姜大蒜几分钟，再把葱白过一下水）让孩子喝了（此法只适用于单纯的实证型风寒感冒）。

虚证风寒发热

刚才讲的是风寒实证型的感冒发热，毛孔关闭得非常紧的。还有一种情况，就是毛孔关不紧，没有力气关，只要一关，这时候会一直有汗出。大脑一边让机体产热，但是留不住太多的热，会一直出细汗，一直把热量带走，有汗一见风就反复着凉了。

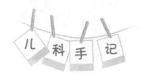

把思路捋一下：因为着凉，所以要关闭毛孔，但关闭不全；机制要增加产热，让毛孔恢复；毛孔渗汗，失热过快，又刺激产热；这是一个死循环；体温调节中枢混乱了。

简单说，就是发着热，脑门一直有细汗渗出来，这个汗一般不黏，虽然出着汗，却不退热，这个汗出得也有意思，可能是出出停停，一会儿干干爽爽，跑两步，或咳嗽一下，或哭两声，就出一脑门细汗，体温可能降一下，但是一会儿汗又收了，体温又上去一点。人还怕风，一点风就说冷。

因为不停地出汗，水分丢失过多，热量丢失过多，把阳气散掉了，有轻微的阴液虚、阳气虚，这就是单纯性的虚证型风寒感冒，这时候宜用桂枝汤。

桂枝和白芍，能让毛孔张开又收缩，桂枝撑开毛孔，白芍收缩毛孔，就像玩弹簧那样，来回这么几趟，就将毛孔恢复，汗不再流了，体温就正常了。甘草、大枣可以补虚，让毛孔恢复活力，若还不够力，还可再加党参、黄芪等。

风热发热

刚才说的是两种在冬天比较常见的感冒发热，还有一种比较常见的是在夏天，就是风热型的感冒。

风热型的感冒是什么样子的呢？

到了夏天，天气非常热，吹来的风也是热的，人体往外辐射的热也少，同时人体因为吃的食品，产生的热量也高，种种因素加进来，一起逼迫人体，热量就上升，发热了。一般还伴有出汗，是热汗，头热得发胀，多有喉咙痛，流黄鼻涕，舌头也红，人整个就是觉得热，鼻孔往外呼气时可以感觉到鼻腔黏膜都是灼热的，呼出来的气也是比较热的，这种感冒就叫风热感冒。

怎么办？把窗户打开，吹吹凉风，或者吹吹空调。就像夏天停在外面的车子，车里面的温度是非常高的，这个时候是直接开空调吗？不是的，是把两边的车门打开，不停地开车门合车门，把车子里的热空气排出去，然后才开空调，把车门关上，车内温度才凉下来。道理用在我们人体上是一样的，打开毛孔，再吹凉风，让热量降下去。用什么呢？辛凉药如薄荷。我们客家人喜欢擂茶，在擂茶上放一点薄荷，具有解暑热的作用。还有中成药银翘片，就古时候用的银翘散，风热的感冒可以按说明书服用。

暑湿发热

还有一种常见发热，暑湿型的发热，在岭南较常见。

暑天天气热，气温可高于人体温度，于是热辐射从空气射向人体，即人体吸收空气的热量。但是暑天一般湿度较高，空气中有大量的水汽，会储存热量。

湿令气郁，湿气会阻碍人体向外辐射热量，机体产生的热，很难往外辐射出去，热量还会被体内的湿气截留，结果就是只产热，难散热，烧就难退了。

天气又热，热不停地通过热辐射的作用往患者身上涌，怎么能轻易就退得下来？

一方面当暑天气温高于体温时，身体吸收外界的热量，另一方面身体自己还在产生热量（人体无时无刻不在产生热量），空气中的水汽和身体里的湿气截留内外环境两种热量，就发高烧了。这时候的发热，我们讲——湿与热结，如油入面，难解难分。

那我们怎么来看是不是有湿呢？这个需要医生的判断，同时也需要家长自己的观察。

首先最近他是不是吃油腻的东西非常多？吃水果非常多？吃甜食非常多？特别是甜食，还有一些湿热的水果，比如榴梿、菠萝、龙眼、荔枝。这是过往的饮食历史。那么同时出现什么症状呢？我们要观察现有的症状是，打开嘴巴看舌头，厚厚一层的白霜一样，整个口腔都是黏黏腻腻的，然后眼屎非常多，耳朵出油，皮肤出油，再就是脸色灰灰的，这时一般都是有湿了，常见的还有发热的时候，手脚是凉的，尤其是脚。只要我们观

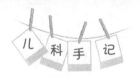

察到这组症状后，应该就要考虑怎么样清热化湿了。

目前来讲，中成药里，祛湿药就是用藿香正气水。藿香正气水偏温，我个人感觉它不够理想。但是市面上没有非常理想的清热祛湿的药物，中成药很难找到，所以只能找医生开。比如我，就比较喜欢在几个方子里加减，比如三仁汤、甘露消毒丹、藿朴夏苓汤、达原饮、杏仁汤等。

后来，我又想了一下，如果一定要在市面上找应急的中成药，我觉得保和丸 + 小柴胡颗粒 + 抗病毒口服液，是个不错的搭配，但祛湿力不足，可以用淡竹叶 6g，薏米 10g，通草 3g，芦根 10g，滑石 10g，甘草 6g 煮水冲服。这只是提供一个参考的方向，家长们，千万不要擅自给孩子下药，一定要在医师的指导下用药。

以上，我们讲了四种类型的发热，分别是冬天与夏天容易出现的。

但不是只在特定的季节出现。冬天，有暖气，有火锅，可以出现湿热。夏天，有空调，有冷饮，可以出现风寒。所以不要刻板，一定要追问起病时的各种情况。

以上分析均是围绕病为中心进行鉴别，即外感为主，有风寒、风热、暑湿（湿热）为主。

还可以以病位为中心，进行鉴别，常见如：肺卫系的发热，常以鼻塞、流涕、喷嚏、咳嗽、咳痰、怕风、恶寒、头痛为主；胃肠系的发热，常有咽痛、口臭、口黏、口疮、纳呆、胃痞、腹胀、腹痛、大便黏腻酸臭，舌苔厚腻；少阳三焦及胆为主的发热，常亦口苦、咽干、目眩、恶心、一会儿怕冷、一会儿怕热，添衣怕热、减衣畏寒，或伴胁痛；少量以膀胱为主的发热，常有尿热、尿痛、尿少、尿黄，发热可有颤抖的表现。

病因也好、病位也罢，它们不会一成不变，随着病情的发展，会有交叉重叠的时候，比如肺系的外感，正在生病，又不忌饮食，可能会并发胃肠系的症状；反过来，胃肠湿热的外感，迁延日久，令肺卫不足，又会同时招致肺系的继发外感；要么干脆两系一起得病。

另外，不要盲目退热。发热——在我个人观念里，就是一个症状，就像咳嗽、拉肚子、皮肤瘙痒一样。既然是症状，那么它的出现和消失就是有规律的。症状从出现到消失，有一定的时间性。我们不能一见到发热，就想着马上遏制发热，把这个发热给终止。

如果我们了解了整个疾病的发展规律，理解了发热是整个疾病过程中的一个症状而已，那么就不会太过担心发热了。

有些发烧，不必急于退烧，而是要把造成发烧的病因去掉。底下的柴火不扒掉，扬汤止沸没有多大意义，没一会儿又烧上来。

像湿热，没有把湿祛掉是退不了热的，因为这个热是附着在这个湿的基础上的。所以要退热，一定要祛湿，只要湿不去，这个热不会退的。可是祛湿是有一个过程的，它需要一定的时间。这个热，最终会伴随着这个湿完全去掉之后，它才会退下来。

如果只是盲目地降温，肯定会增加湿。因为退热药一般都是凉性的，凉性的退热药会造成脾胃损伤。脾胃一旦损伤，湿气就会增加。那么只要会有湿，它就会吸附热。吸附各种各样的热，人体自身产生的热量，空气中的热量，饮食中的热量，药物的热量，都会被这个湿吸纳，然后以发热的症状体现出来。

所以我反反复复讲热要不要急于退，而是要分析清楚，是什么令其发热？是风寒？是风热？还是湿热？是在肺？还是在胃？

若是湿热，就要分解湿热。

我觉得不要着急用什么羚羊角、保婴丹、安宫牛黄丸、猴枣散等去降温，而是要退烧和祛湿两种药同时用下去。

湿没祛干净，烧不会完全退下去。

疾病是有它自身发展规律的，我们不要盲目地去打乱这个规律。发热，就是在宣泄多余的热量，一旦中断了，这个热就会积蓄在体内，不知道会对人体造成什么样的二次损害。我们应该顺着这个事态，把湿祛掉，然后把热降下来，有步骤、有层次的治疗，而不是盲目的只管清热。

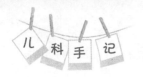

二、风寒外感，我的首选方——加味香苏散

香苏散原方出自《太平惠民和剂局方》，是宋朝时候的一个方子，是官方治感冒的一个重要方："有汗不得服麻黄，无汗不得服桂枝。今用此方以代前二方之用，药稳而效，亦医门之良法也。不论冬月正伤寒，及春、夏、秋三时感冒，皆可取效。其麻黄汤，若在温热之时，则不可妄用，又体虚气弱，腠理空疏者，亦不可用。其桂枝汤，乃治太阳经中风自汗之证。若里热自汗者，误用之，则危殆立至。又暑风证，有用白虎加桂枝者，桂枝微，石膏重，不相妨也。更有春温、夏热之证，自里达表，其证不恶寒而口渴，则不可用桂，宜另有柴葛解肌之类，或以本方加柴、葛及清凉之味。大凡一切用药，必须相天时、审地利、观风气，看体质、辨经络、问旧疾，的确对证，方为良剂。"

这个方偏香燥一点。只有四味药，分别是香附、苏叶、陈皮、甘草。

药方的缘由是说，在宋朝之前有人可能滥用了桂枝汤或麻黄汤，导致一些副作用，一些严重后果。所以针对这种情况，调制出了这个矫正的方子。

这个方子就是力度稍微弱一点，它不像麻黄汤那么猛，也不像桂枝汤那么补虚、壅塞，是后两个方子的中间力量，当无法分辨汗多或者汗少，该用麻黄还是桂枝的时候，就用香苏散。

香附是理气的。气是有能量的，恒动的。身上的气是不能停滞的，不能郁的。只要这个人活着，就必须保持气的流动性。那么发热这个症状，是由于气郁产生热。这个郁从哪里来的？风寒郁闭了肺卫。香附就是让气流动起来。不郁了，就不会发热了。

受风寒，肺卫郁而发热，那么就用苏叶来解除寒邪。寒邪没有了，肺卫就不会闭郁，就不热了。

陈皮，是燥湿化痰的一个药。津与气，实为一体，只要气郁，就会有津滞而化为湿，就要燥湿。

甘草在这里可以理解为是一个调和药、甘缓药。甘草有一个"刹车"

的作用，一个缓和身体反应的作用，不会让你发汗发得特别厉害。

> 加味香苏散：
>
> 香附 10g，苏叶 10g，陈皮 10g，炙甘草 6g（原方一组）；
>
> 荆芥 8g，防风 8g，川芎 4g，生姜 3 片（辛温一组）；
>
> 秦艽 8g，蔓荆子 8g（辛凉一组）。

有荆防、羌活、秦艽、蔓荆子、川芎、生姜加味，这个方子发散表寒的力量还是很强的。荆芥、防风是发散风寒的，防风还是风中润剂，秦艽发散湿热型的表邪。

用了较多的热药之后，有可能会加重热证。蔓荆子可以治头部的热痛，五官科的热证，还能解除关节的痛，还有反佐的作用，用来治感冒之后的头痛是非常好的。

川芎能除头部的一些瘀血。因为气滞了，不仅有水分停滞，还可能会产生瘀血。川芎是用来防微杜渐的，其本身有一些挥发油，有解表的作用，也能解除头部的疼痛。所以，蔓荆子和川芎合在一起，可以治风寒感冒或者风热感冒的头痛。加上生姜，也是一个解表作用。整个方子看起来驱寒的力量比较大，轻微有一点祛风热的作用。

在我看来，香苏散原方就很好用了，往后，需要根据实际情况加药，如果热重的，加多点蔓荆子；寒重的，加点荆防；湿热重的，加点秦艽。一般认为秦艽跟蔓荆子是偏风热的时候用的，但不能完全这么说。因为秦艽是一个治虚热的药，书上记载它是平性的，其实我觉得它是偏寒的，因为它是龙胆科的一种植物（可能跟龙胆草一个科的）。所以秦艽是可以用来治疗肝系的湿热。整个方子的寒温是相对比较均衡。

感冒来了，不管你风寒风热，先把这个方子一用，保证所有药物浸泡在水中，泡半小时到一小时，大火煮开 30 秒，关火，闷上五分钟，倒出来，喝两口，盖上被子，出出汗。不能出汗的，再喝碗热稀粥，出汗，感冒就好了。

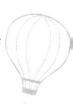

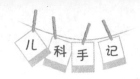

感冒有很多兼杂的症状，所以在《医学心悟》里，香苏散的加减法有17个之多。

头脑痛甚加羌活、葱白。寒气特别重的情况下，血管痉挛收缩，神经缺血缺氧，头会特别得痛。这时可以加羌活、葱白，其实还可以根据症状加点白芷一类。

自汗恶风加桂枝、白芍。自汗恶风的体虚，身体力量不足，冒虚汗、冒冷汗的，可以合桂枝汤，加点桂枝，加点白芍，再加点大枣，那这个方子就完美了。单纯用桂枝汤也可以，也不是说一定要用这个香苏散，但是用上之后可能效果就更加好。若体更虚，汗是凉淡而不黏的，可再加少量太子参。

夹杂温暑加生白术。夹有暑湿，这种表现为发热缠绵，身上酸痛的，可以加生白术。书上记载是加生白术，但我认为这样偏温，不如用白扁豆来解暑湿，可以加点三仁汤，可能效果更好。

停食痞满加山楂、麦芽、莱菔子。夹有食积的，吃不下饭，肚子胀满，可以加山楂、麦芽、莱菔子，如果热气过重，我一般不用焦三仙，用生的比较多。我个人认为可以配服保和丸。

口渴溺涩加茯苓、木通。水饮停在膀胱，自觉口渴，但是又不怎么想喝水，同时小便又尿不出来。这个时候可以加点茯苓、木通。用川木通比较安全，3～6g就够了。不用木通，通草也行。但是小便不通，在这使用香苏散的情况下，是以外感为主，所以此时治小便不通，应该以宣肺为主，而非通利。

喘嗽加桔梗、前胡、杏仁。很多人肺系感冒了之后，接下来就有咳嗽、咳痰，可以加桔梗、前胡、杏仁，恢复肺的宣发肃降功能。

鼻衄吐血加生地黄、赤芍、丹参、牡丹皮。感冒热象太重，有流鼻血、吐血的，可以把里面的香、燥的药去掉，比如把荆芥、防风、川芎、生姜去掉，再加点生地黄、赤芍、丹参、牡丹皮这一类的就可以。亦可加白茅根、小蓟等。

咽喉肿痛加桔梗、牛蒡子。我们认药，一定要把药的法度认出来，不要只记方子。还有些咽喉肿痛，热毒在头上，我们同样把荆芥、防风等去掉，再换点桔梗、牛蒡子；再重，可以加金银花、板蓝根、山豆根等。

便秘加莱菔子、枳壳。加点莱菔子，润肠。莱菔子是种子，有油，捣碎了可以润肠，本来它就有消食的作用，还能治咳，通腹气。枳壳行气，有加强肠蠕动的作用。

四逆口冷加干姜、肉桂。阳虚很重的人，四肢厥逆，手脚冰凉，口冷，口鼻呼出的气是凉的，这时候我们应该加干姜、肉桂、附子、吴茱萸等。

夹暑气加知母、黄芩。夹暑气的，天太热了，走出去，光热气进来都受不了。这里光讲暑气，不兼杂湿气。我们加点知母、黄芩。如果夹了湿气，就加点滑石、通草、竹叶、枇杷叶。但一般我是不赞成用香苏散，夹暑气时，不如用银翘散、翘荷汤。

干呕热咳加半夏、茯苓。胃脘有痰饮，容易干呕，发热，还咳嗽，这时候加半夏、茯苓，这是因为胃有寒痰，如果有湿热干呕呢？可以加枇杷叶、郁金。其实痰饮在三焦的话，也会有这种症状，三焦是个空腔，可储痰饮，它既包裹着胃，也包裹着肺，干扰胃时可干呕，干扰肺时可咳嗽，三焦痰饮郁久也会发热。

时行疫疠加苍术。时行疫疠，有传染性，身上酸痛，暑湿天的时候比较常见，加点苍术，化湿，还可以加点藿香、佩兰之类的药。

梅核气加桔梗、苏梗。喉咙里面有异物感，咳又咳不出，吞又吞不下，最常用的方法是加桔梗、苏梗，苏梗其实就是半夏厚朴汤里面，苏叶引申过来用的苏梗。但是如果感冒后遗咽部有黏痰，需时时清嗓子，那就不适宜本方了，而得用上焦宣痹汤。

恰遇经期加当归、丹参。月经期来了感冒。因为感冒会引起毛孔收缩，毛细血管收缩，所以子宫内膜里面的血管也会收缩。这时，经血流出不顺畅。月经是祛瘀生新的一个过程，要排出瘀血，此时终止它是不行的。所以我们应加点当归、丹参。经期感冒，比较常用的，还有小柴胡汤、柴胡桂枝汤等。

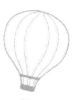

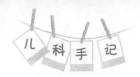

产后受风加黑姜、当归。产后百脉空虚，骨节都松了。此时感冒发热，如果用香苏散，还得加点炮姜、黑姜，止血，免得血走得太厉害了；还要加当归，可以活血养血，但光凭这几味药，可能扶正之力不足，不如使用人参败毒散。

禀质极虚加补中益气散。对于体虚的感冒，此时我们用点补中益气丸或补中益气汤。

以上就是《医学心悟》里香苏散的加减法。但是我临床上，还有用另外一个平和的方子。玳香苏茶：代代花6g，香橼3g，紫苏10g，芫荽3g，橘皮10g，甘草3g。以上均为药食同源之品。

岭南有喝"凉茶"的习俗，所谓凉茶，并不是指凉性的茶饮，而是用一些药食同源相对平和的饮片煮成茶饮，代替用药。类似像王老吉、和其正、黄振龙、邓老凉茶等这类饮料，均属我们广东的凉茶。就是在这个背景下受香苏散启发而拟的处方，平时我用来治疗风寒感冒初起，刚着凉打喷嚏、流清涕就可以喝；平时要是觉得寒湿重，胃胀，尤其吃了水果冷饮后胸闷、胃胀，肠不蠕动的，也可以喝。

三、小儿发热是不是一定要吃药

小儿发热，其实不需要用很杂乱的药，也不必做过多处理，只要生病以及恢复期间做好忌口，没有痰湿与积食，病势和缓的话，大多都能自愈。

说一个病案：患儿，男，6岁，2016年6月8日就诊。

主诉：发热两天。

夏季炎热，空调难避免，有着凉史，精神尚佳，仅流清涕，查舌淡嫩，苔薄干净。无杂邪，纯外感风寒。处以香苏散，又因是脾弱，嘱忌食瓜果生冷，一剂热退。

6月11日，复诊，家长述，上诊当天热退，两天后复发，查舌苔已变为白厚腻。询问，果不其然，其间进食西瓜、粽子，脾胃弱者外感才去，又因食积而化热，兼有水果之湿气弥散，此所谓因食而复。处以藿朴夏苓汤祛湿热，加谷芽、神曲消食，一剂热退。

至 6 月 12 日半夜，又复发热，低热。家长问是否更方，余答，只要饮食不犯忌，无须再服药，这是因脾虚，虚而气郁。次日口服香砂六君子丸健脾，补气行气，气不停郁则热能退，此所谓甘温除热。

6 月 13 日，患儿热退。随访未再发。事后，可用资生汤调养，亦可熬成膏方通补。

上述病例在当今社会很普遍，其实就是个普通的发热，寒邪去了，养养就好了。别以为外面三十七八度就是热，其实夏天也可以外感风寒的，主要还是空调作祟。但是我并不反对空调，只是别对着风吹，也别开太冷，晚上开 26 ～ 28℃就可以了。

脾胃本身就弱，阳气又不足的人，在空调环境呆久了，就容易感受风寒。

而一到室外，大热天，又易中暑热。

再一吃多，就食积，再变为痰湿。

到这时，麻烦就大了。光吃退烧药是没用的，发了汗，祛了寒，热没有去；光清了热，食没有化；光化了食，湿没有散；光散了湿，痰还在那……

夏天治发热，比冬天要复杂一点。

不做过多的处理可能更好。就在家静养，不曝晒，不直吹空调，然后饮食清淡一点，三餐就够了，不吃零嘴，保持大便通畅。不通，用开塞露也行。

最后可能热自己就退了。

越乱投药，身上的气就越乱跑。

上面这个案例，就是祖父母不重视忌口，热退了又给乱吃，因食积而复发。还好，事后的气虚发热，他母亲听我的，没有再乱用药，让他安睡一晚，身上的气，自己就归序了，火气归源了。

治病，家长的配合太重要了。

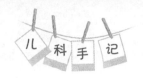

四、做多错多，别再给孩子乱吃药了

一次看一患儿，流了一点点鼻涕，没有发烧。家长很紧张，马上喂生姜红糖水。好了，清鼻涕，立马就变成脓鼻涕了。一见脓鼻涕，来吧，竹沥水。鼻涕又变清了。

就这样变成咳嗽了，迁延两个月不好。

这么说吧，外感风寒，用生姜红糖水，葱姜水，都没有原则上的错误。错就错在认识不到孩子身上还有很重的湿。这辛温的姜水，一进去，就变成湿热了呀！再用竹沥，是把热去了，可是湿还在啊，剩个咳嗽，怎么办呢？

要我说，一开始，就啥也不干，一点点风寒，紧张啥？孩子，火力壮的，精力要发泄，平时在家大闹天宫的，闹闹出点汗，自己就好了。

紧张个啥，治他个啥？

老话说得好，无药得中医——不吃药，等于找了一个中等水平的医生来看。因为医生和药物，都替代不了人体的自愈能力！

有些家长，就总是愿意干这样子的事，一病就喂药，想越俎代庖，你能代替得了孩子的自愈能力？

咱小时候，谁家孩子没挂过鼻涕？挂个鼻涕有啥了不起的啊？如果有一点点着凉，流点鼻涕的，这是排邪，不用急着去治，先观察。

观察观察再观察。

真有大状况了，再去治疗不迟。让鼻涕流一会儿。

还有一点，我劝家长，不要给孩子乱做什么养生保健。养什么生啊？人生刚开始的，人家有大把人生呢！年老体虚才要养生。两三岁孩子，给人家泡脚、艾叶洗澡、吃蛋白粉、鱼胶、海参等，塞得脑满肠肥，一身的火气。没毛病也得整出毛病。为什么盗汗？这就是盗汗的源头之一。自以为是爱，结果是害。这不是加速燃烧孩子生命，是什么？

人一辈子，能消化多少吨食物是注定的。

这个额度，谁先用完谁先走。

五、寝食难安的十七天：小儿高热案

我在犹豫要不要把这件丢人的事写出来？我在害怕，害怕患者对我信心的瓦解，也害怕自己对治疗高热失去信心，一旦有了动摇，以后就再也不敢接诊高热患者了。最后，我还是决定完整地记录下自己当时的感受，将得失和各位同道分享。

这位患儿当时 4 岁 2 个月，男。他从 3 岁 5 个月开始，就成为我的忠实"粉丝"。2015 年 10 月，出现严重咳嗽，我以达原饮治愈。后又慢性咳嗽，以桂枝加厚朴杏子汤调理而愈。从此，但凡有点小问题，都是第一时间找我调理。他是个虚寒夹湿体质的患者，太阳穴有两条颜色很深的青筋，一直下不去，巩膜蓝白，舌质淡嫩，有少量瘀点，苔一直是白腻水滑的。用健脾化湿消食药调理，体质一天比一天好。

时间推移到 2016 年 5 月 6 日，停药已经有两个多月的他，由母亲带着来找我求诊。咽红肿痛，有脓点，高热不退，舌淡红、苔白厚腻。

处以甘露消毒汤：藿香 10g，豆蔻 10g，石菖蒲 10g，茵陈 15g，通草 3g，滑石 10g，连翘 10g，射干 6g，薄荷 3g，黄芩 6g，浙贝母 10g，谷芽 10g，神曲 10g。3 剂，3 碗水，泡 1 小时，直接大火煮开，小火再煮 15 分钟，分 2 ～ 3 次，24 小时喝完。患者仅服一剂热退，咽痛减，余剂服完而愈。

时值 2016 年 6 月 20 日，临下班，小儿母亲又带着他来，一看咽有疱疹。舌淡红起刺，苔白厚腻。

我当下又开了三剂甘露消毒汤，这是我治疱疹性咽峡炎初起的惯用起手方，基本上一两剂就能把邪气祛掉。

方子还是很有效的，第二天，疱疹就开始消退。

6 月 22 日，患者母亲说，孩子嘴巴仍有疱疹，但不多，发热至 38.9℃。我高兴得太早了，热只降了一点点。疱疹虽然消退，但是热郁得厉害，化毒了，咽痛加重了。我马上给他换了方子，加重解毒透热功能，加金银花 10g。也是我的惯用手法，一般也应该见效了。

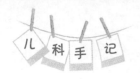

　　6月24日，两天后，打脸了。患者母亲早晨说，孩子还在发热，38.9℃。半夜流鼻血，咽痛。

　　不仅热不退，还多了流鼻血，热已经非常盛了。这绝对是热入阳明，到气分了。疱疹重新长了出来，有热，有毒，还有湿，同时阴也伤了。真是头痛，致病因素复杂了。门诊上，当时我给开了白虎剂：金银花10g，连翘10g，生石膏12g，知母10g，粳米10g，甘草6g，麦冬10g，法半夏10g，北沙参10g，竹叶10g。三剂。

　　晚上我问她孩子好点没，她说喝药时退到38.9℃，睡着后又烧至39.7℃。

　　这个实在是杯水车薪啊！喝了以后晚上退了点，早上又飙起来了，邪正争得很厉害。这热，还是不能压。一压，就要反弹，凉药会遏制气机。要透，用透热转气法，把热透出来。但是不好透，难从汗走，打算从尿走走看。我给加重了清热利湿的药。

　　孩子烧成这样，母亲也急了。给一个中医师五天机会，还是没把热退下来，我是真怕辜负了这份信任啊！到了这时候，她也没有说一句责怪和质疑的话，这让我无地自容。

　　烧了四天了，不能再冒险。如果是川崎病，我也要做好辅助的准备，四妙勇安汤，我都准备好了。

　　6月25日，早晨患者母亲又发来微信说孩子发热到40℃了，嘴唇干，草莓舌。我又嘱其到药店买生石膏15g，滑石15g，放进前方继续喝药。

　　下午患者母亲带患者去香港大学深圳医院检查，医生说不是川崎病。万幸！但是高热不退，这方子还是不行，我有点技穷了。按温病走法，到气分这里了，用白虎应该是没问题，是不是还漏了点东西？是不是应该加点苍术？能用承气吗？有下法指征吗？要提前用加减复脉吗？方案一个一个地蹦出脑子，我有点乱了阵脚。

　　晚上我问她情况，微信上告诉我孩子还是没有退烧，下午从医院回来，总说困，到家睡了3个小时。我决定先不用药，用放血的方法。在大椎、曲池、少商、耳尖放血，让家长带过来。但是她没有带过来，有点犹豫。

到了 26 日，孩子吃过保和丸后，大便仍未通，发热至 40.2℃。我决定，还是用一用下法吧，老这么烧也不是办法，釜底抽薪吧？用了升降散：金银花 10g，连翘 15g，蝉蜕 6g，僵蚕 6g，姜黄 6g，制大黄 6g。

中午 11 点，把大便给通了。大便一通，终于降了点温度，退至 38.9℃。我以为是对路了，但是，似乎高兴得太早。到了下午 2 点，咽痛又再度加重，还有鼻塞。我快崩溃了。用泻心剂吧，中焦一定要打通，不是上，就是下。苍耳子 6g，薄荷 6g，牛蒡子 10g，马勃 3g，连翘 30g，金银花 10g，板蓝根 10g，柴胡 20g，黄芩 10g，法半夏 10g，生姜 6g，生石膏 30g，甘草 6g。

到了下午五点，烧还是没有退，我让刮痧处理，同时保持大便通畅。

6 月 27 日，患者母亲半夜发来消息：孩子睡觉时打鼾，呼吸困难，咽痛，感觉咽部有痰，咳不出来，烧至 39℃。半夜我没有看到这个消息，不知道最后怎样了。第二天我回复让她带孩子来门诊放血。并嘱先用生大黄 15g，水滚 30 秒，放凉后，将药液挤进肛门通便。

我一直等着她带来放血，她没有来。

下午五点她说孩子体温仍然是 39℃，早上大便一次。

我实在不知道怎么办好了，不再给她发消息了，我打退堂鼓了，我要辜负信任了。从来没有七天无法退烧的经历。我经常说大话，我说发热很好治。没脸见人了，我熬了十天，十天没睡踏实过。

7 月 6 日，最后还是给她发了微信问情况。她回复我：上周二（6 月 28 日）开始慢慢退烧，周四完全康复，孩子在家休养了几天，这周上学去了。

我问她最后有没有用其他药。

她说：喝了一次在门诊最后开的退烧药方，他奶奶看着有一包放在那里浪费，煎给他喝之后就没发热了。大黄煮的水都没用到。

再次向她确认了一下处方，是银翘白虎汤：金银花 10g，连翘 10g，生石膏 12g，知母 10g，粳米 10g，甘草 6g，麦冬 10g，法半夏 10g，北沙参 10g，竹叶 10g。

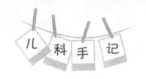

原来，最后，还是吃了我的药啊，天都开了！终于可以睡个安稳觉了。

万物所归无所复传，阳明治法，要守几天。我不能分辨，这是药力到了，还是他自愈了。一切治法，为自愈力扫清道路而已。不要贪天之功！隔个几年再看，其实还是我经验不足、功力不够，不懂守方。且在这个年代治小儿发烧，没有胆魄。

六、两种绿色的小儿退热法

声明：本法只适用于没有杂邪的外感发热，即单纯的外感发热。本法如不起效，请及时就医，不要贻误病情。

某天早上 11 点左右，一位母亲发微信来问我：宝宝三天前打了预防针，现在高烧到 38.6℃。我说，不要急，先观察一下。没一会儿，说，烧到 39.2℃了，怎么办？我没有及时回复，又过了一会儿，她发微信来：现在测又是 38.7℃，要不要吃点退烧药？我说，不用，会有波动。她又测：39℃。然后我就在想，这个发热，要不要管它？它是在危害孩子的健康？还是在挽救孩子的健康？

很多症状，其实是人体对疾病的一种反抗。发热，我认为就是其中一种。那么如果不用药，有没有办法让这个烧退下来呢？

第一个方案：给孩子扫背。抱着她，用手扫孩子的背，轻轻地扫，从上往下扫，反复地扫，扫她的汗毛，要用能起鸡皮疙瘩的那个轻扫法。坚持十五分钟。

随后，孩子母亲就执行医嘱去了。我就接着忙门诊上的事，大概过了半个小时，我发了一条微信问情况。孩子母亲回复：好多了，不怎么热了，我一会儿再给她量量体温。再后来，她又继续扫了一段时间。

这是我第二次让患者使用这种方法，这是很久以前，听人说起来的一种疗法。当时想着，发热，要宣肺，肺主皮毛，就用过这种轻刺激法，去宣发肺的功能。人吹冷风，首先就是起鸡皮，这是一种对大脑的刺激。那么，轻扫法导致的鸡皮疙瘩，也是一种对大脑的刺激，会刺激体温调节中枢，起到调整作用。当下我还是有点担心疗效不稳定，就继续观察这个案例，到前天晚上，孩子已经完全退热了，昨天早上再次确认没有反复，才肯定了疗效。后经多人试验，确实有效。

第二方案：而未用上的第二个方案，是要先确定孩子有没有排便。假如是数日不排大便又发热，这种情况，只要使用开塞露或用开塞露瓶子吸点肥皂水，挤入肛门，让大便滑出来，热就自己退了。

这两种方法，是很绿色无害的方法。我不敢说能通治发热。毕竟这两种方法看起来，太过随意了，尤其是轻扫法，但在婴儿身上却能起作用，主要是婴儿脏腑干净，没有杂质。

再次强调，如果无效，请及时就医。

七、一剂未成的发热案例

这次，还是犯了经验主义的错误，我来给大家讲讲这个错误。不吹不自黑，我治小儿发热，这十几年，跌跌撞撞，哪怕是拖几天，也鲜有不能退热的，但总有那么几例，是能让我长教训的。

6月6号，我接诊了一位老患者。

张某，女，4岁。

主诉：发热半天。

现病史：刻下发热38℃，咳嗽，痰音重。头痛，头晕。常脐痛。发热前有饮食不节史。舌淡嫩水，指纹淡。

诊断：咳嗽。

处方：柴胡8g，黄芩8g，法半夏8g，党参8g，苦杏仁8g，桑叶8g，连翘8g，茯苓8g，白豆蔻8g，滑石6g，川楝子6g，延胡索6g，麦芽10g，神曲10g，山楂10g。五剂。

内有食积，外感风寒，郁而化热。可以肯定地说，病位在肺，因为她是发热，又过食零食，我简单地辨为肺有湿热，处以柴胡杏仁汤加味。因

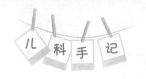

腹痛则处以金铃子散专方。舌苔，我认为是食积还没有表现在舌面上，是延时反应，故参考意义不大。主要是食积兼湿热的发热，频率较高。

但效果并不理想，没有像我预测的那样，一剂药即退烧。我一看外面，大风大雨，那几天刮台风，到处水淹，我想，可能前面用了化湿热的方向不对，还是寒湿，换了香苏散祛风加青蒿、泽泻化湿。这次体温下降了1℃，精神虽好转，但仍发热。主要是家中老人过来，加餐后饮食过量。外感寒湿的方向是对了，但总感觉少了点什么？

　　复诊主诉：发热三天。

　　现病史：夜间热重，伴咳嗽，咳后呕吐，眼痛，头痛，腹痛，鼻塞，大便稀泡沫，舌淡嫩水滑。

　　诊断：感冒。

　　处方：党参10g，白术10g，茯苓10g，山药30g，木香6g，葛根10g，藿香10g，石菖蒲10g，炙甘草3g。三剂。

　　腹痛丸一瓶（医馆协定处方药，每天两次，一次8粒，内含金铃子散）

这是什么方？七味白术散加味，加了山药30g，重在补脾敛脾，又加了石菖蒲通鼻塞，芳香化湿。

为什么用这个方？三天了，舌还淡嫩水滑，那就是说，真脾虚，也脾寒，才会腹痛。七味白术散里，有四君子补气，即党参、白术、茯苓、甘草，再加三味药，木香行气，藿香化湿，葛根升津。这个方子，是治脾虚腹泻的，但是它也能治外感，因为藿香就能治胃肠型的感冒。正气内存，邪不可干；邪之所凑，其气必虚。

她就是因为脾虚了，所以吃多一点点就食积，运化不了；恰好那几天，外面狂风暴雨，气温下降，脾虚了，脾才会感受寒湿。哪里判断她湿？身体各部位感觉到酸。

最后再总结一下，为什么有些人发热反复不退？除了湿会裹热之外，还有一种就是气虚，保卫不了身体，这是正儿八经的免疫力低下了，稍有风吹草动即感冒发烧。

气不补足了，你光祛寒，透热利湿，都不够的，就要边补边祛邪。

关于气虚外感的方子，我有几个常用的：人参败毒散、小柴胡汤、柴胡桂枝汤、理中加桂汤、补中益气汤、七味白术散、独参汤等。

按：本案为四年前的案例，至今为止，数年间，有三四次感冒发热，仍是以此方治愈，她的体质倾向十分明显，外感的病邪，入了她的身体，均从阴化寒。

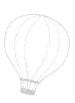

令人恼火的咳嗽

一、几个常用的咳嗽方子

止嗽散

第一次重视这个方子，我正在读大二。三元里校区办公楼后面，有个操场。每天早上，我都看到一个老头儿在那儿晨练，大约70多岁，做单杠引体向上很厉害。还有一种器械，是让人攀爬的，他天天爬上去坐着，然后倒挂金钩，做仰卧起坐，感觉他真是比我们年轻人都厉害。

有一天，我也是闲，过去跟他攀谈。问他怎么这么有精力。他在铁架子上俯视着我说："生命在于运动啊，小伙子。"继续聊起来，才知道，他是附院退休的一位医生，是位老中医。

退休前，这个老头，名气并不大，学历职称也不高，却还能在附院有一席之地。我看他的谈吐，带点很久以前那种赤脚医生的气质。

他给我讲了一个医案。有一个住院的病人，咳嗽，西药用过，无效。然后，请中医会诊，还是无效。再请名家会诊，无效。最后请一个老教授出马，反正各种咳嗽方子用了，还是无效。后来，病人放弃了，出院了。经过他诊室时，也不知道哪根筋不对，闯进来请他看一看。他一听之前的经历，再看一看这病人的舌头，把一把脉，认为就是一个简单的咳嗽，没有夹痰夹血，正也不虚，邪也不盛。于是，只开了止嗽散原方，三剂就好了。

当时，我就把这个方子记下了。

说说这个方子的症状。咽痒，这个是主要的，但是咽不红，即便红也只是局部红（因呛咳而红），口腔上颚相对是淡的。总的来说，就是局部微红，总体淡。

没有发热（伴发热，可以加味）。可以有少量痰，但不多，以清痰为主。早上第一口痰可以黄，因为早上那口痰是停留时间过久的痰。有痰音浊，可加半夏，即合二陈汤。人的面不红，大鱼际不红，若红，可加味消食药透热。大便不太干。舌不是太红，苔不太厚，要润。

咽痒太厉害的话，我会加鸡血藤 15g，用意是"治风先治血，血行风自灭"，痒为泄风。

咽红肿热痛的话，加牛蒡子 9g，马勃 3g。

怕冷的话，加苏叶 3g，防风 3g。

痰太浓稠的话，加芦根 12g，瓜蒌 12g。

发热的话，加苏叶 9g，香附 9g，杏仁 6g，薄荷 1g，前胡 6g。

这些加减法，都是大概的加减法，剂量也是常用成人的克数，孩子的话，可以用这个剂量，但是喝的时候，要按年龄体重减量。

感冒后的咳嗽，大部分都是已经拖成慢性咳嗽了，这个方子我用得比较多。转秋季后，我觉得加减一下，一样会很好用。

只要已经拖成慢性的，基本都有脾虚的表现，习惯上，会合用四君子汤。小儿用太子参为主，比较平和，没有那么刺激。

关于止嗽散的加减，程国彭说：肺就像个大钟，从外面敲它，会响；从里面敲它，也会响。要想它不响，光去磨这个钟，锉这个钟，是没有用的。把钟磨破了，有东西敲它，它该响还是响，反而还把钟给磨坏了。

这个比方打得非常好，过了两百多年后再来看，仍然历久弥新，很有警示意义。

咳嗽，就像是钟在响。它响，不光是钟的原因，还有敲它的原因。

有外面敲，即外因——风、寒、暑、湿、燥、火。

有里面敲，即内因——劳逸、情志、饮食、炙煿之火。

所以，治咳嗽的大原则是，有外因，就把外因解除；有内因，就把内因解除。病因一解除，没东西敲了，自然就不咳嗽了，人体就能自愈。

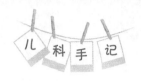

因外因所致咳嗽的治法，总结如下：

1.风寒——头痛鼻塞、发热恶寒，用止嗽散＋荆芥、防风、苏叶、生姜。这是外感风寒咳嗽初起的治法，最好是没有杂邪，一治就好，不信你可以试试看。有杂邪，这药就不那么灵了，所以，必须要有下面的加减法。

2.风寒＋肺虚——即用上方后，散寒后，仍咳嗽不止，用止嗽散＋人参胡桃汤。这个加减法子，我还没试过。这种虚证，汗多，皮肤比较凉，汗也是凉的。这个咳嗽，还没有影响到胃口，我常把甘麦大枣汤合进去。

3.寒兼脾虚——咳嗽、汗多、食少，用异功散＋桔梗。这个是一咳就冒虚汗，汗的味道比较淡，跑两步就咳嗽，而且，已经没什么胃口了。

4.寒兼脾寒——脾阳不足，口淡腹泻，加干姜、甘草。这种，可能还是胃怕冷，喝不得凉的东西，喝点凉的就腹泻，水果酸奶更是吃不得，一吃就拉，经常腹痛。大便一日可以是三次，每次吃完饭就要上厕所，且不成形。

5.暑、火——口渴、烦心、小便短赤，用止嗽散＋黄连、黄芩、天花粉。这个就是热咳嗽，咽还可能在痛着，口干舌燥的，呼气都是热的，人烦躁，坐立难安。

6.湿——生痰、痰涎稠黏，用止嗽散＋半夏、茯苓、桑白皮、生姜、大枣。这个比较烦，在广东的话，春天比较多人得病，回南天，到处都是湿漉漉的，一咳，就咳出一大口白痰，还带泡沫。严重的，咳到吐，能从胃里吐一大口泡沫出来。

7.燥——干咳无痰、口干舌燥、便干，用止嗽散＋瓜蒌、贝母、知母、柏子仁。这个咳嗽，就是一点痰都没有，气管还觉得干，烧灼，有时还痒。我还爱加点芦根、天花粉。

因内因所致咳嗽的治法，总结如下：

肺咳不已——移于五脏——脏咳不已——移于六腑，咳嗽久了，就连累到其他脏腑了。

1. 肺咳——咳嗽——风寒咳血，用止嗽散＋荆芥、紫苏、赤芍、丹参。这是本脏咳出血丝来了，但也不要怕，先上药治，一定要注意饮食，还有避风。

2. 肝咳——两胁痛、不能转侧，用止嗽散＋柴胡、枳壳、赤芍。这个是很常见了，咳嗽到两胁都痛，难受啊！其实是影响到膈肌了。

3. 心咳——喉中如梗状、甚则咽肿喉痹，用止嗽散＋桔梗、牛蒡子。

4. 脾咳——咳而右胁痛，阴引肩背，甚则不可动，动则咳剧，用止嗽散＋葛根、秦艽、郁金。

5. 肾咳——咳而腰背痛、甚则咳涎者，用止嗽散＋附子。

6. 胆咳——咳而呕苦水，用止嗽散＋黄芩、半夏、生姜。

7. 胃咳——咳而呕，呕甚则长虫出（呕出蛔虫来），用止嗽散＋乌梅、川椒、干姜，减去甘草，或有热加黄连。咳到吐的，较常见了，一般有胃寒，不一定有虫。

8. 小肠咳——咳而矢气，用止嗽散＋白芍。

9. 大肠咳——咳而遗屎，用止嗽散＋白术、赤石脂。

10. 膀胱咳——咳而遗溺，用止嗽散＋茯苓、半夏。这个是最多见的，我觉得桂枝汤加减得好，一般效果不错。有人治这个用五苓散多，合点金樱子、益智仁。

11. 三焦咳——久咳不止，腹满不食，令人多涕唾，面目浮肿，气逆，用止嗽散＋异功散。咳嗽伴面目浮肿的，也非常多见。合点苏叶、杏仁可能效果更好，宣了肺，就通调水道了。

其余内因导致咳嗽的加减，总结如下：

1. 气郁化火——七情气结，郁火上冲者（有面红、目赤、鼻热、咽红等上火证），用止嗽散＋香附、贝母、柴胡、黑山栀。气着了，咳嗽就加重。

2. 肾阴亏虚——阴虚火旺，内热，脉细数（有咽干、舌燥、耳鸣、便干等阴虚证），早上服用六味地黄丸，午后服用止嗽散去荆芥＋知母、贝母、玉竹、人参、胡桃。这个证型，老年人多见，我用引火汤加味比较

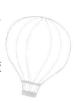

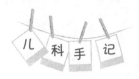

多，效果不错。

3. 外邪混入肺经不走——生虚热，用团鱼丸。

4. 变为肺痨——喉痒而咳，用月华丸。

5. 内伤饮食——口干痞闷，五更咳甚——食积化火、流入肺经，用止嗽散＋连翘、山楂、麦芽、莱菔子。这个治疗思路，就是保和丸思路，很多孩子，光吃保和丸，就能把咳嗽给治了——不治而治。

6. 脾气虚弱——饮食不思，用五味异功散＋桔梗。有些咳嗽治到后期，我是穷追猛打，结果有时候会忘了初衷，忘了体质因素。后期常用异功散就够了。

凡治咳嗽，贵在初起得法为善。

咳嗽之因，属风寒者十居其九。

即便是肺火，清火之药，不宜久服，无论脉之洪大滑数，数剂后，即宜舍去，但用六味丸频频服之，而兼以白蜜、胡桃润之，其咳自止。

若脾肺气虚，则用五味异功散、六君子等药，补土生肺，反掌收功，为至捷也。

这一段需要大家好好品一品，止嗽散的加减，程老先生真是说得很详细了。

另外，热咳的，用什么双黄连、蓝芩口服液这些凉药的，记住了，吃个两三天就要停了，用久就伤脾胃，脾胃一伤，啥病都拖成慢性了。到时候，收尾就长了。

治咳嗽，一定要忌口，而且要避风。如果是脾虚的，不要去过度运动，出了一身的虚汗，过劳则伤脾，出了汗，又见风，就反复发病了，最后又拖成虚劳，治起来很麻烦。

桂枝加厚朴杏子汤

咳嗽咳嗽，医家对头。不说别人，我自己就经历过两次很严重的咳嗽，一次历时三个月，另一次历时一个月，好在都是被中药治好的。今天讲的是桂枝加厚朴杏子汤。

患者是我高中同学推荐过来的，是她大学同学的母亲，从乡下过来。咳嗽两个多月了，医院用过很多药，都是头孢类，还用过阿奇霉素。

到我这，一看舌头，胖大，齿印明显，水滑欲滴。人到我诊室，问话答话，都是有气无力。我就问她，有没有输过液？她答刚开始时发烧，输了3天。

我问她：怕冷吗？她说：非常怕，特别是后背，哪冷都不能冷到后背，要不然就咳得厉害。也不能吹风，一吹风，喉咙就痒，一痒就要咳，一咳吧，尿都憋不住。我再摸她的脉，还没有摸到她的脉动，先感觉到一阵凉意，再一碰到皮肤，都是潮润的，这就是桂枝自汗体质嘛。脉，再感觉一次，其实挺缓的，病久了，气泄掉了。

根据这些问诊、脉诊和舌诊，基本上方子就跳出来了。桂枝加厚朴杏子汤，我再加了白术。

五剂药下去，同学转了一条很长的感谢信来，说看了两个月的咳嗽，没想到在我这，只用了五天就好了。其实第一剂下去，当天就舒服多了。

我不敢贪功，这都是先辈的经验。

桂枝加厚朴杏子汤	
组成	桂枝 9g，白芍 9g，炙甘草 6g，生姜 9g，大枣 15g，杏仁 6g，厚朴 6g
功效	解肌发表，降气平喘
主治	宿有喘病，又感风寒而见桂枝汤证者；或风寒表证误用下剂后，表证未解而微喘者

我们看《伤寒论》原文怎么讲？

"太阳病，下之微喘者，表未解故也，桂枝加厚朴杏子汤主之。"

这二十三个字，我们分几个部分来看。

先看"太阳病"三个字。

"太阳之为病，脉浮，头项强痛而恶寒。"

就是感冒了，头痛，后脑勺脖子紧，还怕冷。这是风寒感冒，也可能有发热。

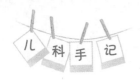

现在发热去医院，一般都是先输液。风寒感冒大多是冬春季节，天气寒冷，冷冰冰的液输进去，一般人都受不了。就算不吊水，先上各种口服抗生素，或解热镇痛药，也够你受的。再来个酒精擦浴，总感觉是雪上加霜。

这些用寒冷的方法，跟上文的哪些字对应？——下之。下之是什么意思？就是下法，让人拉肚子的方法。不管用不用泻药，总归是用了寒凉药。孩子一发热，多少家长动不动就柴黄颗粒、清热颗粒、双黄连颗粒、银黄颗粒，总之要把热退下来。这么做，就错了。这样做会出现一个后果，就是下之微喘。下之，也就是用了寒凉法后，人就微喘了，咳到喘了。所以说，多少孩子，高烧用药退后，就剩个咳嗽，迁延了一个多月甚至两个月。虽然有一部分人自己能好，但大部分又因为喂养不当，拖成慢性支气管炎或变异性哮喘了。

下之微喘，这条是误治纠偏啊！这个"下之"，在临床上，可以有很多思路，是可以在太阳病之前，已经过多食用瓜果生冷、雪糕冷饮等，已经是凉到了。身上的寒湿水饮，再遇外感造成的咳嗽，也是可以用这个方子的。

桂枝 10g，白芍 10g，炙甘草 6g，生姜 10g，大枣 15g，杏仁 10g，厚朴 10g。

3 剂，日一剂，水煎服，早晚分服，两碗水，泡 1 小时，直接大火煮开后，转小火再煮 15 分钟，分数次少量频服。

一岁内，上方剂量，煎出后，只服 5 ～ 10mL 每次，一天 3 ～ 6 次。剩余的不要了，倒掉。

正准备收笔，感觉像是少了几味药。

小儿感冒明明已经很累了，一些家长还拼命喂孩子吃东西，以致消化不良。于是，我又抄下三味药，生麦芽 10g、山楂 6g、神曲 10g。在处方上签上名，盖上章。

患者高高兴兴地拿着药方抓药去了。

因此，我对本方的理解，就是体虚偏寒之人，得了感冒，又误用了凉药，最后出现咳喘，还是得用回桂枝加厚朴杏子汤来纠正之前的错误。其实这个人的体质是适合桂枝的虚劳体质，适合用桂枝剂来保养。

有食积，可配服保和丸。后期亦可用健脾丸调理。无痰湿、纯虚者可用玉屏风颗粒善后。

小青龙汤

每当看到这个方子，就想起了自己的两次咳喘经历，至今历历在目。

最久远的那一次，是 2004 年，咳了两个多月，都无法上楼，走几步，稍快一点就咳嗽，大口大口地吐泡沫痰。

晚上整个宿舍都被我吵得没法睡，半夜还咳吐了。

最后发现这病扛不好，只好找老教授开了药才治好。

开的什么方子已经想不起来了，只记得里面有一味清半夏。

最近的一次，是 2014 年春。一开始，我是吹了风后发烧，自己冲了一勺桂枝汤颗粒剂，当晚发了一身汗就好了。

第二天，吃了个猕猴桃，从此开始，咳嗽一发不可收拾，中间，我还吃了几次水果，喝了不少乳酸菌饮品、醋饮料，结果越咳越严重。就给自己开了止嗽散，结果无效，还是不停地咳。那时我对忌口认识不够深刻，晚上还跑去跟朋友吃饭喝酒。

这一作，就把小病作大了。

各种止咳药吃了（虽然天天给别人开中药，但我比较懒，不愿意煲中药），最后同事推荐了一款中成药，就是通宣理肺片，我吃上后，总算缓解一点。见有效，就连吃了一周，最后，出现了一个奇怪的症状，平时好好的不会咳，但是一躺下，气管就痒得不得了，马上咳个不停，上班不能午休，下班不能睡觉。最惨的时候，就是晚上只能斜躺着睡，哪里还有睡眠质量？连续几天没有睡觉，人都快崩溃了。

当时我对小青龙汤，没有深刻的认识。就打电话问我以前广州的同

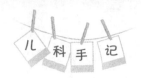

事，有没有什么办法，她说是气道高敏反应——说白了，再严重就要变成哮喘了。

最后我想起了当年治疗外甥女的经历，再想想，还是勤快点喝药吧！就连夜到楼下，抓了一剂小青龙汤，药店老板看才抓一剂，量还这么小，一脸不乐意。我不好意思，就又多买了两盒通宣理肺片，这才给我抓了。

回去熬了一碗药，喝下去。说真的，不是夸张，半个小时内，能感觉到气管里那个痒感，一点一点地消失，那点"咝咝"的痰饮也慢慢没有了。

纠缠我一个多月的咳嗽，终于开始向好的方面转变了。后来我又喝了两剂，再注意饮食，又买了瓶参苓白术丸，调理了半个月才完全好了。

以下介绍两位名家经验。

刘渡舟：刘老乃经方派大家，其用经方治疗各种疑难病症多有心得，此篇就刘老用小青龙汤治疗咳喘的主要内容做一介绍。

小青龙汤	
组成	麻黄 9g，桂枝 10g，干姜 9g，五味子 9g，细辛 6g，半夏 14g，白芍 9g，炙甘草 10g
用法	水煎服，每日 1 剂，分早、晚服
功用	温肺散寒，止咳平喘
适应证	寒饮咳喘。气喘憋闷，咳吐稀白痰，夜间加重，甚则不能平卧，背部寒冷
加减法	关于小青龙汤的加减法用药，仲景已有较为详细的描述。但就刘老用药经验而言，多在原方中加入茯苓、杏仁、射干等药，以加强疗效

本方为辛烈发汗之峻剂，用之不当每有伐阴动阳之弊，反使病情加重，因此刘老提出，运用本方须抓住以下几个主要环节，这十分关键。

须辨气色：寒饮为阴邪，易伤阳气，胸中阳气不温，使荣卫行涩，不能上华于面，患者可见面色黧黑，称为"水色"；或见两目周围有黑圈环绕，称为"水环"；或见头额、鼻柱、两颊、下巴的皮里肉外之处出现黑斑，称为"水斑"。

须辨咳喘：可见几种情况，或咳重而喘轻，或喘重而咳轻，或咳喘并重，甚则倚息不能平卧，每至夜晚则加重。

须辨痰涎：肺寒金冷，阳虚津凝，成痰为饮，其痰涎色白质稀；或形如泡沫，落地为水，或吐痰为蛋清状，触舌觉凉。

须辨舌象：肺寒气冷，水饮凝滞不化，故舌苔多见水滑，舌质一般变化不大，但若阳气受损时，则可见舌质淡嫩，舌体胖大。

须辨脉象：寒饮之邪，其脉多见弦象，因弦主饮病；如果是表寒里饮，则脉多为浮弦或见浮紧，若病久日深，寒饮内伏，其脉则多见沉。

须辨兼证：水饮内停，往往随气机运行而变动不居，出现许多兼证，如水寒阻气，则兼噎；水寒犯胃，则兼呕；水寒滞下，则兼小便不利；水寒流溢四肢，则兼肿；若外寒不解，太阳气郁，则兼发热、头痛等症。

以上六个辨证环节是正确使用小青龙汤的客观标准，但这六个环节不必悉具，符合其中一两个主证者，即可使用小青龙汤了。

矢数道明：心下和胸中寒凝水饮，引起气之上冲；因有表热，其水气上犯或出于表，故本方用于咳嗽、咳痰喘息、浮肿等。

本方主要应用于发热和喘咳。如感冒、流行性感冒、支气管炎、肺炎、湿性肋膜炎，无热性水气上冲之支气管喘息、支气管扩张、肺气肿、百日咳、肋间神经痛，水气发于体表之急性与慢性肾炎、肾病、结膜炎、泪囊炎、湿疹、水疱、浮肿、腹水、关节炎积水，心下有水气之胃酸过多、留饮、唾液过多，以及化脓性上腭窦炎、肥厚性鼻炎、变态反应性鼻炎、喷嚏频发等。

心下有水饮，表邪未解，受水饮之扰，因而出现诸症。以表热与喘咳并见或无热喘咳，浮肿、涎沫分泌过多等有溢饮之症为目标，同时，并有喘鸣与呼吸困难，咳嗽，吐泡沫样痰，容易咳出，心下部抵抗逐渐增强，腹部比较软，多有尿量减少，常诉背部发冷者。

脉浮弱或浮弱数，不只用于支气管喘息发作时，平时常服可不致发病。然而，瘦弱贫血，腹部软弱而无食欲，手足冷而脉微弱者，不用麻黄剂为宜。

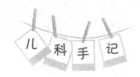

除了外寒要注意外，其实内饮是不可忽视的。可是如何判断有没有内饮，这个很多人都没有掌握到窍门。体位变换时发作，是饮邪的一个判断指征，因饮具有流动性。我平时只留意到变换体位而咳喘这一指征，但，有更细致的地方，就是鼻子这一孔窍的变化，左侧睡久了左鼻孔塞，右侧睡久了右鼻孔塞，总是单侧鼻塞，这是见微知著的一个方法，由小见大，细节决定疗效。

饮邪的存在，也可以由饮食来推断。像我那次，就是因为在感冒期间，喝了太多的水，身体阳气不够，化不了这些喝进去的水，就成了饮邪。同时吃太多的水果、生瓜，以及每天的茶水、咖啡，如果平素就是畏寒怕冷阳气衰弱的人，一样化不了这些水分，最后变成了饮邪。不发作还好，一发作，必然咳喘。

水饮最后也可以导致瘀血，呛咳是会损伤气道的，难免就会产生瘀血。瘀血最后反过来，因瘀而气停、津停，最后化为饮邪——步步为营，环环相扣，恶性循环。

我觉得还有点东西想讲，是关于水饮痰湿的理解。

这四个字，是四个概念，很多人不太注意区分，因为它们都是津液代谢失常的病理产物。

教材是这么说的，水湿痰饮是机体水液代谢障碍所形成的病理产物。这种病理产物一经形成便作为一种新的致病因素作用于机体，导致脏腑功能失调继而引起各种复杂的病理变化。

水湿痰饮同源而异流，分之为四，合则之一，他们都是人体的津液在输布和排泄过程中发生障碍，停留于体内而形成的病理产物。一般认为湿聚为水，积水为饮，饮凝成痰，因而就形质而言，稠浊者为痰，清稀者为饮，更清者为水，而湿乃水液弥散浸渍于人体组织中的状态，其形质不如痰饮和水明显。由于水湿痰饮均为津液在体内停滞而成，因而许多情况下水、湿、痰、饮并不能截然分开，故常常统称"水湿""水饮""痰湿""痰饮"等。

以上这些，前文已有论述，但是今天就这个小青龙汤来讲，我又有了新的理解，那就是不能混用，一定要区分好四者，要不然，临床上一定会吃大苦头。

湿是弥漫性质的，全身性的不舒爽，就是干什么都黏黏腻腻不爽利，皮肤油、头发油、口腔黏腻，头重，人易犯困，天气湿时，身上关节就酸，舌苔大多白腻，大便后大多马桶一次冲不干净。

这类人适用什么方子？可以翻翻《方剂学》，三仁汤、藿朴夏苓汤、藿香正气散、甘露消毒丹、达原饮等，都很好用。

但这些，都是祛除已成定局的湿。有没有想过，湿的产生，其实更多的时候，是因为脾的力量不够强大？或者说，我们平时的饮食习惯，打压了脾的力量，比如你喜寒凉冷饮，好吃瓜果生冷？所以上面的几个方子用后，我觉得不如再用用大剂量的肾着汤，来运脾化湿，以大剂量的白术先行，它有润有补有化，合上茯苓和干姜，温化水湿，是很好的路子，这是从来源上截断湿邪。

水，湿聚为水，多见什么样的情况？水肿，面目、下肢的浮肿，腹部水肿等。就我的经验而言，化水的话，茯苓是个关键药，但是光茯苓还不够，水是阴邪，是要阳气来化的。所以，像是苓桂剂、苓附剂、苓姜剂，比较好用。这只是局限于我个人的微小经验。你要说麻黄也是一个关键药，没错，我还要补充的，就是麻黄这味利水药。越婢汤，就是很好的治肾炎水肿的方子。调水，要通过肺的宣发肃降来发挥作用，风药大多有助肺的作用。

饮，积水为饮，这个在前面就谈过了。它不像湿邪那样全身弥漫，也不像水邪那么肿胀明显到肉眼可观，它可能在身上任何一个地方停留。但是它有个特点（不是绝对存在的特点），就是随体位变化而发生症状的改变，还有一个特点（也非绝对），就是局部怕冷，比如有的人背部怕冷、手足怕冷、小腹怕冷、偏头痛（一边头怕冷）等，这些都可能是饮邪导致的。

今天聊到小青龙汤，那么不得不说说，其中针对饮邪的药组——干姜、细辛、五味子，这三个药，是祛饮的"霸王级"特效药。这个药组，

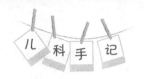

我合用过很多地方，比如合桂枝加厚朴杏子汤、达原饮、附子汤、六君子汤等。

痰，除了我们咳出来的，能看见的，很多时候，是以身上的肿块为见，比如乳腺增生、颈侧淋巴结肿大、甲状腺结节、多囊卵巢、皮下脂肪瘤、纤维瘤、肠系膜淋巴结肿大等，都可以视为痰邪的存在。

一般对付这种，像半夏、贝母、白芥子，是常用药了。经典的用药，二陈汤、消瘰丸、阳和汤之流，但这类病，其实并不好治。可加风药与温阳药，这样化起来，就快了。但也要好长一段时间，长达数月甚至以年计数，同时，要非常严格配合饮食作息，可以说是清修了。

最初我对小青龙汤的用法，就是照刘老的标准，很具有普适性。后来，自己也开始慢慢去加深捉摸它的规律。针对它的病机，是外寒激动内饮。我分成三个药组。

外寒——麻黄、桂枝、白芍、甘草，其实可以看成桂枝汤加麻黄，祛寒之中带着补虚、调营卫，毕竟水饮的产生，大多带有脾胃的虚弱。

内饮——干姜、细辛、五味子，化饮。

饮凝成痰——半夏，饮邪与痰，很难截然分开，必须兼顾到痰，于是用了半夏。

一个人咳嗽，不外乎就是有东西在不停地刺激气管，气管一痒，就咳嗽了。风寒可以刺激，痰饮可以刺激，只要解除了这些刺激因素，咳嗽自然就停。在这里，我不得不再讲一个方子，那就是射干麻黄汤：麻黄、射干、紫菀、款冬花、半夏、生姜、细辛、五味子、大枣。是小青龙汤去了桂枝、白芍、甘草，干姜易生姜（临床上，我还是用干姜多），加了射干、紫菀、款冬花、大枣（大枣，我一般都没有加进去）。

饮转化为痰更多，气管的分泌就更加多，出现了很重的痰鸣音、湿啰音，于是，加重了祛痰药的味数。但是如果还有外寒存在，个人认为，两方合用是很不错的。带有肾虚的患者，门纯德老先生说，怕拔肾根，可以加点附子，而廖厚泽老前辈也有相同的观点，不过廖老加的是熟地黄。

升阳益胃汤

咳嗽的常用方子，初起的、急症的，已经讲了三个。今天讲一个咳嗽后期收尾用的方子——李氏升阳益胃汤。

2014年年底的时候，一个高中同学约好找我看诊。

这个同学，大概有11年未见，一见到她，就感觉太瘦了，体瘦，肤黑，无光泽。坐在诊台前，不停地咳，说这样咳了有两个月了。在医院治，吃了不少药，也打了不少针，现在就剩这个咳嗽，白天咳，晚上也咳，咳出白色的泡沫痰。人很疲惫，走几步路就觉得气短，上楼梯稍快一点就咳，或者人稍劳累一点，也咳，加班久了更咳，一直好不了。

上周去医院复诊，给开了一种吸入剂，圆形的，每天吸一到两口，晚上才能睡一会儿（沙美特罗替卡松粉吸入剂）。

一个才三十岁的人，病得跟七老八十似的。

查看舌头，淡嫩胖大，齿印深，苔少，但水滑。

首诊时，我脉没有把得太细，当时对脉不太敏感。

我起手，还是桂枝加厚朴杏子汤，满以为会手到擒来，没想到效果不明显。

第二周来复诊，只说稍微缓解一点。再不行啊？那小青龙汤加味，总该有点起色吧？不对证，还是没有用。

第三诊，真是丢脸，要不是同学，还有谁能给我第三次机会？这次很仔细地感觉脉象，右脉寸部的上半截，感觉是陷下去了。

整体脉象，关部是在中取部但是不任按，很弱，尺是沉的，就是寸部比较怪，头一截陷下去了。左脉基本是沉的。这是肺气不足，脾气也不足啊！肺之脾胃虚很典型。脾胃虚表现在肺的咳嗽。这个咳嗽，是脾咳。于是，我原方照搬——升阳益胃汤。没想到，从此打开了我职业生涯的一扇大门。

最后，以此方将养月余，才把咳嗽治好，人还胖了几斤。

全方共十四味药：柴胡、防风、羌活、独活、白芍、黄芪、人参、茯

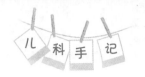

苓、白术、炙甘草、半夏、陈皮、黄连、泽泻。我把它分成四组。

首先，是柴、防、羌、独四味风药，升的作用，把脾的气带上来补肺。

其次，是白芍，它会牵制四味风药，让前面"四匹马"，不要跑得太快，会扯着肾（拔肾根），要慢一点。合上黄连，有酸苦泄热之意，就是防止风药把肝气升得太过。

再次，黄芪合六君子，这是原动力，是油箱里的油，四匹马全速地跑，总得给马儿草吃吧？而且黄芪也补虚劳，咳了这么久，正好一起补上，本身黄芪也能升，也补肺气。合六君子，除了健脾，还能化痰。

最后，风药把黄芪六君子的药力带上去了，可是补过头了，火太重了怎么办呢？用点黄连清一清，再用点泽泻，往回拉一点。这样，整个方子看起来，就很平衡了。

所以，这个方子，其实，就是我治各种咳嗽的善后调养方。

调到最后面什么症状都没有了，只是人精力不足，就只用其中的六君子汤，连风药也不用，就可以去掉白芍。不用黄芪，也就不用黄连、泽泻了。

其实，用这个方子，有两个比较关键的地方：一是久病气虚，二是凭脉（个人是以右寸脉下陷为主）用药，总体脉象以虚弱柔软为主，脉周的皮肉松弛无力，皮肤湿冷。

小柴胡汤

我用的并不是小柴胡原方，而是按照书中"或然证"来用的。若咳者，去人参、大枣、生姜，加五味子半升、干姜二两。柴胡、黄芩、半夏、五味子、干姜、甘草，共六味药。这个方子，我是在各种方法试过都无效的情况下才用的。这种咳嗽，大多迁延了很久，说严重吧，也不是很严重。

不过，也有几个使用要点。一个就是咽红，喉咙要红；上颚淡红或红，不能是淡白；可能口苦，也不一定口苦；脉多半是弦的，稍数；舌嘛，偏瘦一点，稍红一点，苔不会很厚，如果厚了要加药，我多加保和丸。

这个病，多半是热型咳嗽转来的，僵持阶段的咳嗽，好不了，也不会太严重。

千金苇茎汤

这个方子，我主要是用在咳痰浓稠、胶稠的患者身上，特别是咳绿痰时，我会在这个方子上加点鱼腥草。

苇茎（芦苇的嫩茎，现在多用芦根代替）、冬瓜子、桃仁、薏苡仁，就四味药。用这个方，没别的，就是因浓痰刺激气管而咳。看到脓痰，黏稠痰，胶状痰，就可以用这个方子。

很好记，我以前大学同宿舍有个同学叫韦东，于是我就记成"韦东淘米"——苇茎、冬瓜子、桃仁、薏苡仁。这个方子，夏天好用。

苓甘五味姜辛汤

这个方子，我大多时候，是和小青龙汤鉴别着用。

茯苓，甘草，五味子，干姜，细辛。

刚学会这个方时，是在 2005 年，那时在实习，当时带教韩老师给我讲这个方时，感觉他很激动。他讲有一个老太太，咳嗽好多年了，吃了好多消炎药、止咳药，也住过院，就是不好。当时找到韩老师时，有一个很典型的主诉，就是背极恶寒。恶寒时，怎么缓解？老太太就用开锅后蒸汽蒸热的锅盖，罩在后背上。

韩老师是个针灸医生，对方剂运用不如针法，当时他正好复习到这个方子，正好用上了，就把这个咳嗽给治好了。然后跟我分享，是真真确确地感受到了他内心里的雀跃。

小青龙汤，我一直认为适用症状是外寒内饮夹击而咳喘。

苓甘五味姜辛汤，则认为适用症状是没有外寒的情况下，缓解期里有内饮单独作祟。

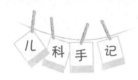

后来，我在老家开诊所时，也常用这个方子。有个老人家，还把这个方子抄下来，当作保家方，一有咳嗽，就煮来喝，一喝就灵（主要是她体质偏寒，一吃黄瓜就犯）。

二、咳嗽中成药大列表

风寒咳嗽

常表现为咳嗽、痰稀白或有泡沫、喉痒，伴有风寒感冒症状。应选用疏风散寒，宣肺止咳类中成药。

通宣理肺丸	
用途	用于感冒咳嗽，发热恶寒，鼻塞流涕，头痛无汗，肢体疼痛
组成	紫苏叶、前胡、桔梗、苦杏仁、麻黄、甘草、陈皮、半夏（制）、茯苓、枳壳（炒）、黄芩
分析	方中麻黄、苏叶宣肺达表；前胡、杏仁、陈皮、桔梗、半夏止咳化痰；茯苓清利生痰之源；枳壳宽胸下气；黄芩防肺气郁久化热；甘草调和诸药。诸药合用，共奏辛温发散、宣肺止咳、化痰之功 这个方子，我是用了又用，很多家长自己都学会了。我常配合保和丸一起用，还能通鼻子

止咳宁嗽胶囊	
用途	疏风散寒，宣肺解表，镇咳祛痰。用于风寒咳嗽，呕吐（这个是止嗽散变方）
组成	荆芥、防风、麻黄（蜜炙）、苦杏仁（炒）、紫菀（制）、款冬花（蜜炙）、白前（制）、百部、前胡、桔梗、陈皮
分析	就是止嗽散合防风、麻黄、杏仁，加强了祛寒的力度。要是说这个药能治咽痛，感觉不太对，但治疗风寒咳嗽，是很不错的

风寒咳嗽颗粒	
用途	主用于风寒感冒，发热，头痛，恶寒，无汗，咳嗽，鼻塞，流清涕
组成	麻黄、苦杏仁、法半夏、紫苏叶、陈皮、桑白皮、五味子、青皮、生姜、甘草（蜜炙）
分析	方中麻黄发汗解表，宣肺平喘；苦杏仁降气散结，润肺止咳，两药共奏宣肺止咳平喘之功，为君药。法半夏燥湿化痰；桑白皮泻肺平喘，利水消肿；五味子宁心安神，止咳平喘；青皮疏肝破气，消积化滞；生姜解表散寒，温中止呕，共为辅佐药；炙甘草调和诸药而为使药。诸药合用，共奏温肺散寒，祛痰止咳之功效 说白了，这其实也是小青龙的变方。适用症状不是纯寒，中间还是夹有一点郁热的，一般早晚会有咳嗽。久用人易虚，中病即止

小青龙合剂	
用途	主用于风寒水饮，恶寒发热，无汗，喘咳，痰稀
组成	麻黄、桂枝、白芍、干姜、细辛、炙甘草、法半夏、五味子
分析	此药亦不可久用，用久易自汗，咳声无力，反难治

风热咳嗽

常表现为咳嗽气粗，或咳声嘶哑，痰黏稠或黄稠，咳痰不爽，常伴发热、口干、咽喉疼痛等。应选用疏风清热，宣肺化痰类中成药。

桑菊感冒片	
用途	主用于风热感冒初起，头痛，咳嗽，口干，咽痛
组成	桑叶、菊花、连翘、薄荷脑素油、苦杏仁、桔梗、甘草、芦根
分析	主要是单纯的肺卫有郁热，很表浅。比如衣服穿多了，憋了点热，比如天突然转凉了，毛孔闭了，又憋了点热，这种轻症就适用

川贝枇杷糖浆	
用途	用于风热犯肺，内郁化火所致的咳嗽，痰黄或吐痰不爽，咽喉肿痛，胸闷胀痛，感冒咳嗽及慢性支气管炎见上述证候者

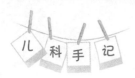

川贝枇杷糖浆

组成	川贝母流浸膏、桔梗、枇杷叶、薄荷脑
分析	方中川贝母清热润燥，化痰止咳；辅以枇杷叶清泄肺热，化痰下气；佐以桔梗宣肺止咳，薄荷脑疏散风热。诸药合用，共奏清宣肺热，化痰止咳之效 适用症状一定是要热、稠、黄痰，鼻腔感觉到呼气发热

感冒止咳颗粒

用途	主用于外感风热所致的感冒，发热恶风，头痛鼻塞，咽喉肿痛，咳嗽，周身不适
组成	柴胡、山银花、葛根、青蒿、连翘、黄芩、桔梗、苦杏仁、薄荷脑
分析	方中柴胡、山银花相配，有疏散退热之功，共为君药。葛根解肌退热；青蒿退虚热；连翘、黄芩清热解毒，共为臣药。桔梗、苦杏仁宣降肺气以止咳化痰；薄荷脑芳香辛散，疏风散热而利咽消肿，共为佐药。诸药合用，共奏清热解表，止咳化痰之功 这个药所对的症已经偏热了。适用症状主要带一点咽痛，张开嘴，看看喉咙，得是红的

急支糖浆

用途	主用于急性支气管炎，慢性支气管炎急性发作等外感风热所致的咳嗽
组成	鱼腥草、金荞麦、四季青、麻黄、紫菀、前胡、枳壳、甘草
分析	方中鱼腥草味辛性寒，清热解毒，为君药。金荞麦味甘涩微苦性寒，清解毒热，活血散瘀；紫菀化痰止嗽；前胡降气化痰止咳，共为臣药。四季青清热凉血；枳壳行气宽中，为佐药。麻黄宣肺止咳平喘；甘草止咳祛痰，调和诸药，为使药。诸药共用，共奏清热化痰，宣肺止咳之效 热证，痰黄、稠，金荞麦和鱼腥草治疗急性支气管甚至是肺炎，都有相当强的力量，但必须得是热证方可

小儿咳喘灵颗粒

用途	宣肺、清热、止咳、祛痰。主要用于上呼吸道感染引起的咳嗽

续表

小儿咳喘灵颗粒	
组成	麻黄、金银花、苦杏仁、板蓝根、石膏、甘草、瓜蒌
分析	此药主要还是适用于热证。麻杏石甘汤加味，加重了清热的力度。适用症状一般是伴有发热、咽痛的，咳而偏喘，查血象，白细胞多少会偏高，常见于急性支气管炎

风燥咳嗽（主要是有外感）

常表现为无痰或少痰，或干咳，口、鼻、咽干燥，咳嗽伴有胸痛，头痛，无汗尿黄，大便干燥等。应选用疏风清肺，润燥止咳类中成药。

秋梨润肺膏	
用途	润肺止咳，生津利咽。用于久咳，痰少质黏，口燥咽干
组成	梨、百合、麦冬、川贝母、款冬花
分析	适用症状是天热，又干燥的时候，没有痰，干咳。你们都会炖川贝雪梨水，懒的话，就用这个。但如果是痰湿之咳，多痰的咳嗽，是不建议用的

川贝枇杷糖浆	
用途	风热犯肺、痰热内阻所致的咳嗽（痰黄）或咳痰不爽、咽喉肿痛、胸闷胀痛；感冒、支气管炎见上述证候者
组成	川贝母流浸膏、桔梗、枇杷叶、薄荷脑
分析	方中川贝母清热润燥，化痰止咳；辅以枇杷叶清泄肺热，化痰下气；佐以桔梗宣肺止咳，薄荷脑疏散风热。诸药合用，共奏清宣肺热，化痰止咳之效 此药太甜了，痰湿之咳、多痰的咳嗽，咳泡沫痰，大口呕吐白痰，是绝对不能用的，越用越咳

蛇胆川贝枇杷膏	
用途	润肺止咳，祛痰定喘。用于燥邪犯肺引起的咳嗽咳痰、胸闷气喘、鼻燥、咽干喉痒等症

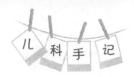

续表

蛇胆川贝枇杷膏	
组成	蛇胆汁、川贝母、枇杷叶、桔梗、水半夏、薄荷脑
分析	治风痰

痰湿咳嗽（稍偏寒，主要是吃坏的多）

常表现为咳嗽痰多，咳声重浊，痰白黏腻或稠厚或稀薄，早晨咳嗽咳痰尤甚，胸闷，没有食欲等。应选用宣肺利湿，理气化痰类中成药。

橘红痰咳液	
用途	用于痰多，气喘痰浊阻肺导致的咳嗽，支气管炎，咽喉炎
组成	化橘红、百部、茯苓、半夏、白前、甘草、苦杏仁、五味子
分析	方中化橘红、半夏、茯苓、甘草理气燥湿化痰；百部润肺止咳；苦杏仁、白前宣肺降气，化痰止咳；五味子益气收敛。诸药合用，理气化痰止咳

半夏天麻丸	
用途	用于脾虚聚湿生痰导致的眩晕，头痛，胸脘满闷
组成	法半夏、天麻、黄芪、人参、苍术、白术、茯苓、陈皮、泽泻、六神曲、麦芽、黄柏
分析	方中半夏辛温性燥，归脾胃经，善于燥湿化痰；天麻甘平、质润入肝，功长平肝潜阳，均系治风痰眩晕，痰厥头痛之良药，共为君药。臣以人参、黄芪、白术甘温补中，健脾益气；苍术、陈皮苦温香燥，功能燥湿健脾；茯苓、泽泻甘淡，健脾渗湿，诸药共治生痰之本，以除痰源。佐以六神曲、麦芽健胃消食，以资化源；黄柏苦寒坚阴，以防温燥太过，伤阴耗液，属佐制之用，共为佐药。诸药相合，共奏健脾祛湿，化痰息风之功 这个药其实是半夏白术天麻汤的变方，主要还是治头晕、头痛，顺带治一下咳嗽

桂龙咳喘宁片	
用途	用于外感风寒、痰湿阻肺引起的咳嗽、气喘、痰涎壅盛等症；急、慢性支气管炎见上述证候者

续表

桂龙咳喘宁片

组成	桂枝、龙骨、白芍、生姜、大枣、炙甘草、牡蛎、黄连、法半夏、瓜蒌皮、苦杏仁
分析	这是个好方子，桂枝加厚朴杏子汤合小陷胸汤，去厚朴，加龙骨和牡蛎，我觉得加龙骨和牡蛎有点多余了，厚朴不应该去 本方适合偏虚一点的患者，又夹有痰在胸口，肯定是很容易伴有干呕，咳到吐了。而且这个方子，特别适合用于输过液，或用过其他凉药后的咳嗽，最后，还出一点虚汗的那种

香砂六君丸

用途	用于因痰湿困脾所引起的胃气不舒，咳嗽痰盛，恶心呕吐等症
组成	木香、砂仁、党参、炒白术、茯苓、炙甘草、陈皮、制半夏、生姜、大枣
分析	适用脾虚者，没胃口，胃胀，还咳嗽

祛痰止咳颗粒

用途	健脾燥湿，祛痰止咳。主要用于慢性支气管炎及支气管炎合并肺气肿、肺心病所引起的痰多、咳嗽、喘息等症
组成	党参、水半夏、芫花、甘遂、紫花杜鹃、明矾
分析	这个是猛一点的药，算杀招了。其实，这药是十枣汤变来的，适用症状就是咳嗽的时候，有牵扯痛，胸胁有痰之类的，不以气管为主。这个药，留最后用。生产的厂家好像不多，是处方药，毕竟有小毒

痰热咳嗽（偏热一点）

常表现为咳嗽气急、痰多色黄质稠，甚或痰中带血，难以咳出，舌红苔黄腻等，应选用清热泻火，止咳化痰类中成药。

二母宁嗽丸

用途	用于燥热蕴肺所致的咳嗽、痰黄而黏不易咳出、胸闷气促、久咳不止、声哑喉痛

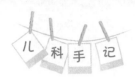

二母宁嗽丸

组成	川贝母、知母、石膏、炒栀子、黄芩、蜜桑白皮、茯苓、炒瓜蒌子、陈皮、麸炒枳实、炙甘草、五味子
分析	方中川贝母性微寒，清热润燥，化痰止咳，知母甘寒，清肺润燥，共为君药。黄芩清肺热，石膏泻肺胃之火，栀子清解三焦火毒，共为臣药。桑白皮清泻肺热，止咳平喘，瓜蒌子润肺化痰止咳，五味子敛肺止咳平喘，枳实化痰除痞，陈皮理气化痰，茯苓健脾渗湿以除生痰之源，共为佐药。甘草润肺止咳，调和药性而为佐使药。诸药共奏清肺润燥，化痰止咳之功效。适用症状是有痰，但很难咳出来

橘红丸

用途	用于痰热咳嗽，痰多，色黄黏稠，胸闷口干
组成	化橘红、陈皮、半夏（制）、茯苓、甘草、桔梗、苦杏仁、紫苏子（炒）、紫菀、款冬花、瓜蒌皮、浙贝母、地黄、麦冬、石膏
分析	方中化橘红、陈皮、半夏、茯苓、甘草燥湿化痰；瓜蒌皮、浙贝母清热化痰；苏子降气化痰；紫菀、款冬花润肺下气止咳，桔梗、苦杏仁宣肺降气止咳；石膏清泻肺热；麦冬、生地黄润肺养阴。诸药合用，具有清热燥湿，化痰止咳之效

清肺宁嗽丸

用途	用于肺热咳嗽，痰多黏稠
组成	黄芩、桑白皮、天花粉、浙贝母、知母、前胡、麦冬、百部、桔梗、苦杏仁等
分析	这个药的适用症状其实也多是早晚咳嗽，就是入睡前，睡醒后咳嗽，是泻白散与止嗽散的变方

清肺化痰丸

用途	用于肺热咳嗽，痰多作喘，痰涎壅盛，肺气不畅
组成	胆南星（砂炒）、苦杏仁、法半夏（砂炒）、枳壳（炒）、黄芩（酒炙）、川贝母、麻黄（炙）、桔梗、白苏子、瓜蒌子、陈皮、莱菔子（炒）、款冬花（炙）、茯苓、甘草
分析	适用痰多的患者

肺气虚咳嗽（肺虚多有脾虚，要补脾）

常表现为咳痰白、稀，气短，自汗，畏风，怕冷，面色苍白等。应选择补肺益气，止咳定喘的中成药。

人参保肺丸	
用途	主要用于肺气虚弱，津液亏损引起的虚劳久嗽，气短喘促等症
组成	人参、罂粟壳、五味子（醋炙）、川贝母、陈皮、砂仁、枳实、麻黄、苦杏仁（去皮炒）、石膏、甘草、玄参
分析	不要看到罂粟壳就怕，它有收敛正气的作用。不咳嗽了，最后还是要用玉屏风散、香砂六君丸之类的方子收尾

补肺丸	
用途	用于肺气不足，气短喘咳，咳声低弱，干咳痰黏，咽干舌燥
组成	熟地黄、党参、黄芪（蜜炙）、桑白皮（蜜炙）、紫菀、五味子
分析	明显气虚，有气短气促的表现，动两下就咳，需要补气

肺阴虚咳嗽（一般不伴发热）

常表现为咳嗽声短促，夜间加剧，干咳无痰，或少痰，痰白黏不易咳出，潮热盗汗。应选择养阴润肺、止咳化痰的中成药。

百合固金口服液	
用途	用于咽干、咽痛、干咳痰少的慢性支气管炎，慢性咽喉炎，肺炎
组成	白芍、百合、川贝母、当归、地黄、甘草、桔梗、麦冬、熟地黄、玄参
分析	方中以二地为君，滋阴补肾，生地黄又能凉血止血；以麦冬、百合、贝母为臣，润肺养阴，且能化痰止咳；佐以玄参滋阴凉血清虚火，当归养血润燥，白芍养血益阴，桔梗宣利肺气而止咳化痰；使以甘草调和诸药，与桔梗合用，更利咽喉。诸药合而用之，虚火自清，肺肾得养，诸症自消

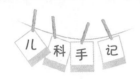

润肺止嗽丸	
用途	用于肺气虚弱引起的咳嗽喘促，痰涎壅盛，久嗽声哑
组成	天冬、地黄、天花粉、瓜蒌子（蜜炙）、桑白皮（蜜炙）、紫苏子（炒）、苦杏仁（去皮炒）、紫菀、浙贝母、款冬花、桔梗、五味子（醋炙）、前胡、青皮（醋炙）、陈皮、黄芪（蜜炙）、酸枣仁（炒）、黄芩、知母、淡竹叶、甘草（蜜炙）
分析	适用偏阴虚一点的患者

养阴清肺丸	
用途	用于阴虚肺燥，咽喉干痛，干咳少痰
组成	地黄、麦冬、玄参、川贝母、白芍、牡丹皮、薄荷、甘草
分析	方中重用生地黄甘寒入肾，滋阴壮水，清热凉血，散瘀消肿；白芍敛阴和营泄热；贝母清热润肺，化痰散结；少量薄荷辛凉散邪，清热利咽；生甘草清热，解毒利咽调和诸药。全方共奏养阴清肺，解毒利咽之功

三、顽固咳嗽妙药——蜂房

成都的一位朋友，2014 年时，隔三差五地犯支气管炎咳嗽、荨麻疹，动不动就住院，上抗生素。

她是那种在早上起床换衣服的五分钟空当里吹到风都能感冒的人，一感冒就要发作支气管炎，咳嗽，然后进展到肺炎，必须住院，用一周抗生素。完全可以用弱不禁风来形容她。

这一次的感冒发热，明显畏风，有汗，但是气管里感觉灼热。这是整体有寒，局部有热。我用了桂枝汤加黄芩，发热退了，但是遗留咳嗽。

这是一次失败的经历。她遗留的咳嗽，让我领受到了史无前例的挫败感。

把经方里能治咳的方子，罗列了一遍。小青龙汤、柴六味、苓甘五味、桂朴杏，全无效，或有效后，三天内必复发。换时方，四君子汤，二陈汤，三子养亲汤，定喘汤，也是没有什么进展。

临近春节，天又冷，家里人都怕她过个年都要咳嗽，说隔着个网络看病靠不靠谱啊？因为我都给她换过近二十张方子，两三天一张。

最后，实在不好意思了，让她上医院用抗生素吧。

她是一个体质虚寒的患者，这点我是可以百分百确定的，但是气管那里就是有热。用寒药，精力体力马上下降；用温药，人精神了，咳嗽却加重。

治病怕什么？就怕这种寒热错杂。我此前用桂枝汤加黄芩，就是出于寒热考虑。

她用过抗生素后，并没有什么用。

就这么一直挺过春节，直到小学开学（她是教师），回到学校，还在咳嗽，她的同事，给她推荐了一个偏方。用带蜜的蜂巢，炖当地产的一种萝卜，喝水。喝了一天，近三个月的慢性咳嗽，竟然缓解了。将养数日，不咳嗽了。

偏方气死"名"医——我绞尽脑汁，顶不上喝碗萝卜蜂蜜水。我一定要找出依据来。这种寒热错杂的咳嗽，萝卜可消痰，蜂蜜可润肺，但应该不完全对症，最后，我将目光锁定在蜂巢上，我马上查找文献，在《朱良春用药经验集》里记载：

> 蜂房……二是治慢性支气管炎，久咳不已，不仅高效而且速效，真是一味价廉物美的止咳化痰佳药。蜂房治咳，仅《本草述》提到"治积痰久嗽"，余则甚少见之，但民间亦相传其有治咳定喘之功，乃验之临床，信不诬也，殆亦温肺肾，纳逆气之功。每取蜂房末 3g（小儿酌减），鸡蛋一枚（去壳），放锅内混合，不用油盐炒熟，于饭后一次服，每日 1～2 次，连服 5～7 日可获满意之效果。

她咳嗽好了以后，体质还是弱，衣服是不能随便减的，一着凉必然感冒。这次不再咳嗽后，我又给她开了调理方子。

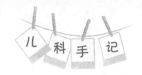

两个方子：

第一张：桂枝汤 + 黄芩，上火时用；

第二张：桂枝汤 + 麻黄 + 黄芩，着凉就用，如果无咽痛，去掉黄芩。

每服药煎 15 ~ 20 分钟，煎一碗一次服下，再喝碗热粥，休息。

这两个方子，她断断续续地喝了有两三个月，体质竟然彻底改善了，不再一吹风即感冒，最后冬天婚礼时穿很薄的露肩婚纱，一天下来，也没有感冒。

而我呢？重新认识了桂枝汤的补虚劳作用。

还有，认识了一味治顽咳的好药——蜂房。

我再回想蜂房这味药，它是一药多能，一方面能补阳气，另一方面能解毒，正好适合寒热错杂的病症。

四、鼻水倒流——对鼻源性咳嗽的思考

鼻水倒流后滴到气管里，引起呛咳的这类咳嗽，很常见，但是容易被忽略。先熟悉一下概念——鼻后滴漏综合征。

鼻后滴漏综合征是指由于鼻部疾病引起分泌物倒流至鼻后和咽喉部，甚至反流入声门或气管，导致以咳嗽为主或者过敏性鼻炎患者的鼻内炎性分泌物可以经鼻后孔和咽部流入或吸入肺内为主要表现的综合征。

特别是仰卧位睡眠时，鼻内炎性分泌物不自觉地流入气道，极可能是过敏性鼻炎发展为哮喘病（特别是夜间哮喘）的重要原因。

此类患者的典型临床表现：

阵发性或持续性咳嗽，以白天咳嗽为主，入睡后较少咳嗽。

多数患者伴有鼻内分泌物后流、口腔黏液附着、咽部发痒、有异物感或"糨糊黏着咽喉"的感觉，并频繁清喉。简单地说，就是由于鼻涕的倒流引起咽部的不适感，人自然而然就会产生一种反射性的咳嗽。

有鼻痒、鼻塞、流鼻涕、打喷嚏等症状。

有的患者还会声音嘶哑，甚至讲话也会诱发咳嗽。

有鼻炎、鼻窦炎、鼻息肉或慢性咽喉炎等病史。

现在回忆一下，大多是在初期时，就被我治掉了。

刚开始，这类患儿找我看时，鼻部症状比较明显，咳嗽是伴随的，我的注意力被集中到鼻部上，因此用药多偏于用辛夷散、苍耳子散、都梁丸这类能通鼻的药，效果还是比较理想的。后期以咳嗽为主诉的患者，再用疗效就不好了，如果我一直以止嗽散、桑菊饮、杏苏散这些，三诊后，家属就带着患儿换医生了。导致这种原因，还是要归因于我认证不清上。治疗方向在鼻还是在气管，疗效会差一截。

后来，我对这种咳嗽，进行了一段时间的反思，并与同行交流探讨。起初，我只知道一个词，小朋友的家长常跟我说起的，我家孩子鼻水老是倒流。随后，我看到一篇关于鼻后滴漏综合征的论文。最后，同道从他家的藏书里，给我找了一位前辈的文章——鼻源性咳嗽，把内容拍成照片发给我阅读。

这时，我才对这个病，有了相对深刻的理解。再面对这类咳嗽患者时，我就会注意有没有鼻部症状，一旦发现有相关症状，处方就会做出相应调整。鼻后滴漏综合征，我大概分了几类。

仅清稀的鼻水倒流＋咳嗽。这类患者，大多以咳嗽为主诉来找我看病，同时会说他有鼻水倒流，像自来水一样清稀的鼻水，倒流进咽喉，呛到气管后，就开始咳嗽。

鼻水，按正常的排异程序，应该是向外流，为什么向后流？向后流，其实是向下流，是气不能托举水液。正如李杲所说的"脾胃虚则九窍不通论"，大意就是脾气不能升提，脾虚，鼻窍不通，不能前通，就往后流。

再有，这种水液，这么稀清，在痰饮水湿里，应该是接近于饮一类。治饮宜温药化之，想来想去，只有小青龙最合适。联想起有位同道的经验，用小青龙治疗白带清如水之证，有人白带非常多，就像这种鼻水一样，用了小青龙汤后即治愈了，那为何不干脆这样治疗这个鼻水呢？

我在群里讨论时，同道好友给我一个他的完整三诊医案，就是治疗这

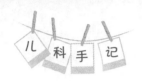

个鼻后滴漏综合征的，以小青龙加减，完全治愈。从此，遇到此症后，我会考虑使用小青龙汤。不过，大多是初诊、二诊使用小青龙这个方子，待症状缓解后，必须考虑到用脾气来托举鼻水或者说托养津液，还有要用脾气来固摄津液，用升阳益胃汤或聪明益气汤等。

对于鼻水多，我还参考了干祖望老师的经验，虽然干老没有关于鼻后滴漏的大量描述，但在他一系列治疗"多涕症"的医案里，还是能找到开启思路的方子。

干老在治疗这种多涕症，鼻水清稀的寒性鼻水时，用了补脾气和固涩的方子。干老以玉屏风散为主，再加缩泉丸、诃子肉、百合乌药汤。其中，百合乌药汤我常在胃病中使用，而干老用在鼻病上，确实很开启思路，再一回忆，就知道，胃经有一分支是夹鼻而过的，且在鼻旁迎香穴与大肠经交接，所以治胃可治鼻，因经络所过主治所及。

*清鼻水有前流、有倒流＋喷嚏＋咳嗽。*这类患者，应该算是最多见的，因为有鼻部症状，喷嚏，咳嗽是伴随症状，所以我也就把注意力放在鼻部了。

多用辛夷散、苍耳子散，后来参考了前面对饮证的理解后，在这个基础上考虑加上干姜、细辛、五味子这个治饮"黄金组合"。若气短，要合用四君子汤等健脾。

*黄浊鼻涕倒流＋咳嗽。*这种症状，明显是饮停留时间过久化热了，孩子又不注意饮食，吃多了甜食、煎炸烘烤之类的食品。饮化热了，饮也因煎熬成痰了，痰也聚了一部分湿。

这种怎么治？我用二妙散合通鼻窍药来治，有时也合泻白散，再加些辛寒解表之品。

有时，孩子体质偏寒，就鼻部这个局部化热。我只能两者兼顾，用了麻桂各半汤，加上荆防、银翘、野菊花、葛根之流。

我对于这个病，也是属于摸索阶段，理论与实践也是在摸索，都不成熟。

今天这个思考，并不完善。但是对于自己来说，算是阶段性的总结。

五、喉咙痒——呛咳

喉咙发痒，一痒就咳个没完。戴着口罩还好，要是在路上说话，嘴巴一灌到风，肺都要咳出来。

仔细去听，好像听不到什么痰音，没有痰可以咳出来，但是喉咙总是不舒服。部分人喉咙有异物感，好像有什么东西梗在那里，或者像有块东西黏在那里，咳不出来，吞不下去。再去查体，好像也查不出什么来。

于是，很多患者来找我时，就说，我有慢性咽炎，你给我开点药。诊断这种事，还是让医生来吧，你只要说出症状就可以了，不要自己下判断。

对于这个咳嗽，用过很多普通的止咳方子，似乎用处不大。用化痰药吧，好像没什么痰可以化。用清热解毒药吧，好像气管也没有什么炎症。用镇咳药吧，好像有点用，但是喉咙一被冷空气或辛辣刺激，又是咳个不停。因为喉咙有异物感，有人说是梅核气，用半夏厚朴汤都没有用。

这时候，很多人，就不知道怎么下手了。

于是，我觉得，还是要重新再复习一下基础内容，如何区分咽和喉，再回来思考这个咳嗽是怎么回事。

咽（pharynx）是一前后略扁的漏斗形肌性管道，位于第 1 ～ 6 颈椎前方，上端附于颅底，向下于第 6 颈椎下缘或环状软骨的高度续于食管。咽有前壁、后壁及侧壁，其前壁不完整，故咽向前分别与鼻腔、口腔及喉腔相通。咽腔分别以软腭与会厌上缘为界，分为鼻咽、口咽和喉咽 3 部。咽具有吞咽功能，呼吸功能，保护和防御功能及共鸣作用。此外，咽也是一个重要的发音共振器，对发音起辅助作用。

喉，上通喉咽，下接气管，为呼吸与发音的重要器官。它既是呼吸道，又是发音器官。位于颈前部正中，在成人相当于第 3 ～ 6 颈椎部，由一组软骨、韧带、喉肌及黏膜构成的锥形管状器官。居皮下，可触知。前方被皮肤、筋膜和舌骨下肌所覆盖；后方为咽腔的喉部；两侧有颈部的大血管、神经及甲状腺左、右叶等。

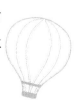

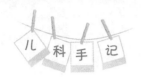

咽其实在上，喉在下，没有办法在空间上完全割裂开来。所以，经常有人混称咽喉炎。我们再看看下面一段话。

咽部的呕吐和喉部的剧咳等生理性神经反射，均可迫使异物排出，以起到保护消化道和呼吸道的作用，而且喉部的会厌软骨把持在食管口与下呼吸道口之间，像个活塞盖，严格控制使食物与空气能够各行其道。

咽的生理性神经反射，是呕吐。喉的生理性神经反射，是剧咳。

综上，如果是喉咙发痒，呛咳，未必就是咽炎，应该是喉炎。这种咳嗽，就是干祖望老前辈说的，喉源性咳嗽。干老针对这种咳嗽，定出了六个分型。

我习惯上使用的，多是江尔逊江老的经验，用金沸草散。现代常用的是旋覆花。反正这个药是必下的，其他的都可以根据症状来加减。可用在任何咳嗽常用方里，合上这味药，效果明显提高。

对于旋覆花，我最初的认识是旋覆花代赭石汤，只知道用来治疗胃脘部的症状，打嗝反酸。

后来，看江老的文章，他用《温病条辨》里的香附旋覆花汤，来治疗饮证、悬饮。我就去学习《温病条辨》里的内容，才知道，旋覆花是可以治疗饮证的。《温病条辨》里，把饮证分为两种程度，轻的用香附旋覆花汤，重的用控涎丹。

《金匮要略》里用十枣汤治疗悬饮。回想起去年同事跟我分享过一个经验，他年轻时曾把十枣汤制成丸，即十枣丸，用来治疗小儿百日咳，疗效极高。百日咳的痉咳期——发作时咳嗽成串出现，咳十余声或数十声，直到咳出痰液或吐出胃内容物，紧跟着深长吸气，发出鸡鸣样吸气吼声。其实同样是喉部症状明显，有饮证。联想起江老师的经验是不是这个理儿？

于是，按着悬饮的轻重程度，我分了三个等级。

轻：香附旋覆花汤；

中：控涎丹；

重：十枣汤。

旋覆花能治疗饮证。喉源性咳嗽——饮在喉部，旋覆花是专药。

只要理解了喉部有饮，就好办了。

咳嗽——是人体自保行为，是想把异物咳出去。饮是异物，机体会想排出去，于是出现呛咳，这个其实跟小青龙汤证——肺内有饮是一个思路。

小青龙汤证，是外寒遇到内饮——咳嗽——想把肺里、气管里的饮，咳出去。

喉源性咳嗽，是外寒遇到内饮——咳嗽——想把喉部的饮，咳出去。

问题是，这个饮，不在气管壁上，不在喉壁上，是在组织间隙、细胞间隙里，无论怎么咳，也是咳不掉啊！到了这种地步，只能用治疗饮证的方子了。

小青龙汤？不行，靶点在肺、在气管，不在喉部。

十枣汤？太猛了，大炮打蚊子，除非做成姜老师说的那种丸子。

控涎丹？稍猛点，杀鸡用了牛刀。上周休息日，我和爱人，两人都在试这个药，我当天拉了 13 次，她拉了 5 次，最后都是喷射状的泻水样便，可见此方治痰饮的威力。

香附旋覆花汤？也不太行，靶点在胁，不在喉了。

想来想去，只有喉部常用方——止嗽散，加上饮证专药——旋覆花。至此，思路大概就清晰了。

六、肺炎支原体感染——咳嗽

为了便于临床，我把咳嗽分了十几型。而在儿科中，肺炎支原体感染造成的咳嗽，我一般归为湿咳，且是大肠湿热，这类咳嗽，极为棘手，且容易反复，湿性就是缠绵难愈。但是不管什么咳，只要坚持中医辨证论

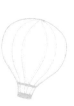

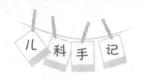

治，还是很可靠的。

我发现支原体感染咳嗽属湿邪是一次偶然。

这类咳嗽患者，常伴有绕脐痛，我从肠道湿热角度去治腹痛，顺便治愈了咳嗽。

> 患者家长述：黄某，四岁，男。
>
> 患儿六月份开始咳嗽，三周后检出支原体感染，阿奇霉素服用一个月，中药吃了近两个月，咳嗽渐停。但又经常反复发作，以早晨咳嗽的情况居多。最近运动出汗后手上和身上都是凉凉的。昨天早晨开始即使天气不热，不运动也出汗，手上一直有点潮湿，头部更甚，持续到今天，大部分时间都感觉身上、手上潮湿，冰凉。
>
> 前医开的方子为：桑白皮5g，地骨皮5g，茯苓10g，桔梗3g，白前3g，百部3g，炒鸡内金2g，南山楂炭5g，瓜蒌皮5g，百合10g，玉竹5g，甘草2g。之前也服过类似方子，能好转，效果稍慢。就诊时医生说体虚，特别强调冬天不能吹冷风。想请范医生指导如何饮食配合疗养，以及这种情况该如何进行日常保健。非常感谢！
>
> 最近几个月大部分时间是早晨咳嗽重，白天咳嗽不明显。但有时候吹了风或在冷环境下有刺激性咳嗽。
>
> 处方：草果6g，槟榔9g，厚朴9g，黄芩6g，知母9g，白芍6g，甘草3g，干姜3g，细辛3g，五味子3g，5剂。饮食忌瓜果生冷。
>
> 服3剂后患者家长诉：明显好很多。到现在为止，只轻微地咳了一声。身上热热的，也没有什么汗了。
>
> 服剩余2剂患者家长诉：孩子没有盗汗了，也没有咳嗽了，出汗的时候也是热热的了。
>
> 五天后，在群里，又跟我反馈，基本上痊愈了。

总而言之，如果之后饮食不注意，保暖没做好，依然有复发的可能性。因为微生物的感染，是需要有一个生长环境的，如果环境适合它们生长，就会感染。如果不适合生长，就不会感染。

什么样的情况，适合滋生微生物呢？——中医的湿，就是适合的环境。

过度进食瓜果生冷、肥甘厚味不停，都容易造成湿的存在。

自从去年 10 月，在朋友圈发了这个病例后，不停有支原体感染的咳嗽患者来找我，以小儿为主，也有成年人。

为什么选用达原饮？

真的是误打误撞出来的，第一例时，我只是为了退热而已，没想到顺便把这个支原体感染治好了。再后来，就参考前面的经验，又积累了一些加减法。用起来，可以很灵活的。

我把这个方子分成两组：祛湿组——姜厚朴、槟榔、草果；清热组——黄芩、白芍、知母；另外一味调和药，甘草。

这个方子开多了，我不用背啥，就印在脑海里了。另外，这两组药的药量比例，可以根据实际情况调整，偏寒了，重祛湿组；偏热了，重清热组。

只要习惯去拆方子，就会记方子，也就自然而然学会了加减。

奇怪，这清热组里，为什么有白芍、知母这些滋养阴液的药？打个比方，身上的湿，你可以把它理解成衣服上的污渍。去污渍，你要用什么东西？——去污粉、洗衣液、肥皂。而祛湿组的药，就像是肥皂一样。

可是你洗衣服，光用肥皂，没有水显然不行，所以，要加点滋养阴液的药进去，才能把污渍洗干净。这样一来，就很好地理解了，为什么祛湿的方子里，还有养阴的药在。

问渠哪得清如许？为有源头活水来——一边祛污水，一边加清水。

达原饮的加减方法灵活多变，要自己去揣摩。但凡反复的，大多是由于饮食引起的，如果不能从饮食上配合，单靠药物，难度非常大。很多家长一开始不理解我为什么要禁掉那么多东西，但是一般经过半年的调理后，就会发现，慢慢不咳嗽了，不肚子痛，手脚不凉了，手心也不冒汗了，人也开始有胃口了，长高长肉了。不知不觉发现，孩子吃得更开心了。

有些支原体感染，用抗生素多了，严重伤到脾阳，连肺阳也虚了。于

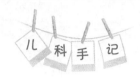

是，本来是湿热咳的，变成了阳虚+湿热咳。这时候，我会加干姜、细辛、五味子。

还有一些人，由于体质变弱了，容易感冒着凉。于是，本来是湿热咳的，变成了风寒感冒+湿热咳。这时候，我会加杏苏散。

还有一些人，脾胃本来就差，还贪吃，或者不贪吃，家长怕营养不够，拼命塞饭的。于是，本来是湿热咳的，变成了食积+湿热咳。这时候，我会加保和丸等。

最后，再强调一下，不要乱吃保健品。任何吃进去的东西，都是有偏性和局限性的，只有部分适用人群。一般情况下，我是觉得，人到中年就该开始做减法了，如今，我看小朋友也该做一做减法，可现在的家长对于孩子，做的加法太多，吃的东西太多、太杂。

另外，我这里的很多患者，很多是酸奶吃多了拉肚子，后期腹痛，肠系膜淋巴结增生肿大，长期反复腹痛，同时免疫力下降，会造成反复咳嗽。这一类，我都是先治腹痛，治好了，咳嗽才慢慢好。酸奶，也要辨证食用，有些热性便秘、食积，喝酸奶确实能帮助消化，但不是说适合所有的消化不良。

七、咳嗽收尾方

很多人在问我，咳嗽，怎么收尾？

咳嗽，绝大多数时候是在排痰，痰没了就不咳嗽了。我遇到最多的情况是这样的：很多孩子，先是发热，咽痛，然后用西药或其他清热的药，之后发热好了，咽也不痛了，就剩下一点咳嗽，总也拖着不好。

为什么会这样呢？我分析下来，有几个原因：

第一，失治误治。感冒发热、咽痛，本来是个表证，用的药应该以解表药为主，风寒也好，风热也好，一个原则，把邪透出去就可以了。但是你不用透，却用压，用了比较寒凉的一些消炎药或中药里的苦寒药（个人观点，不代表所有人），把发热、鼻涕、喷嚏给压进去了，自然就变成了咳嗽，因为邪还在，没走。

第二，内伤。寒凉药伤了脾胃，导致脾胃不能运化水湿，聚湿生痰，而痰是从脾上升到肺的，脾为生痰之源，肺为贮痰之器。或者食用过甜、滋腻的糖浆类药，或炖了什么糖水之类，直接甘甜就腻成痰了，上升到肺，最终，引起咳嗽，而且甜腻本身也能影响气的流动，气不动了，也会聚湿。

第三，这个情况就多了，无非就是家长，看孩子感冒好了，病过了，人肯定虚，补补，炖个鸡汤，吃个花胶，要么海参，要么冬虫夏草，总之能补就补，好了，咳嗽又要开始了。

还有其他原因，比如本身体弱，稍运动即出汗，一见风即咳，这一条是基于第三点，因为你补了，就容易积，有积就有热，有热就出汗，体虚，出汗见风就会病。

脾为生痰之源，肺为贮痰之器。伤了脾胃，用四君子汤补正气，正气足了，就不容易感冒了。肺还有痰，用二陈汤化痰，痰没了，就不会再咳了。这样一来，既堵了痰的来源，又祛痰，开了痰的去路，最后再忌好口。

所以脾虚之久咳，可以用一个很平常的方子，即四君子汤合二陈汤，也就是六君子汤扶正祛邪：党参、白术、茯苓、法半夏、陈皮/橘红、炙甘草，这里有时我用陈皮，有时用橘红。咳嗽痰多的时候，用橘红多一点，咳嗽好了，我用陈皮多一点。不要问我剂量，没有标准，我看体格决定用量。不要小看这个方子，王道无近功，我就用这个方子，一两个月治好了一年的咳嗽。

另外还有一个咳嗽收尾的方子，叫止咳十一味：当归、川芎、法半夏、茯苓、陈皮、甘草、桑白皮、青皮、杏仁、川贝母、五味子。痰特别多的时候，我会用这个方，但这个方的机理，还没有摸透，不好多言。

八、外甥女那让人恼火的咳嗽

2013 年 6 月 14 日，我在朋友圈发了一条长文，内容如下：被两个外甥女足足折腾了 2 个多月。

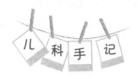

大外甥女小晴，4岁，2个月前发热至39℃，咽痛，咳嗽，兼有红白果冻状大便。起初我妹描述不清楚，重点在发热上。我就根据症状用了银翘散，第二天，上呼吸道感染症状消失，但仍遗留少量红白果冻便。其母没在意，几天后发现仍然果冻便，才告诉我。我觉得有问题，考虑痢疾。乡下看病不易，先以白头翁汤投石问路，3剂药后，果冻便消失，心喜，以为痊愈。

不料三天后又复发，我又详细问诊，判定为寒湿痢，用胃苓汤减利水药加一味白头翁（痢疾忌利小便），服一剂好转，继服4剂，症状解除。小儿，易虚易实，易寒易热，短短时间经三次生病，且以消化道病为主，之前又多用寒药，体质已成虚寒之状，脾胃已伤，则卫气难充。

病愈后，去幼儿园上课，从此，一周感冒发热一次，每次高烧39℃以上甚至达39.7℃，伴咳嗽有白痰，每次都以风热药退烧，妹妹自行兼用退热栓，三分之一片安乃近。

我觉得这样不妥，便叮嘱平时常服六君子汤。

但大人忽略了，一个多月来反复发热，总打电话问我怎么办？我问六君子有坚持服吗？她说就吃了三剂，也不止咳。

我十分生气，说，你跟我学了这么久，不知道补脾气就是补肺气吗？培土生金，培土生金，脾胃之前受损了，免疫力能好吗？叫你坚持每天给孩子健脾，你听哪儿去了？健脾速度能快到哪儿去？总想着三天就好，老换药老换药，药多了就乱，你知不知道？妹妹特别委屈，好久才回我一句，你也体谅一下我当妈的心情。

我叹了口气，以后每天一剂小儿剂量的六君子汤，冲服玉屏风颗粒。这回妹妹坚持用了一个多月，孩子体质就慢慢好转了，不再一周感冒发热一次了，终于安宁了。

时间倒回两个多月前，小晴生病的时候，小外甥女小韵也跟着病。她们母女三人同住一屋，当妈的睡中间，孩子一边一个。小韵出生还不到3个月，当时以发热咳嗽为主，妹妹自行用了退烧栓，当晚退了，第二天复热，我用蒲辅周先生的二鲜汤加味，烧退，遗咳嗽，喉中有痰，咳不出来，能听到痰鸣音，从此每晚 11 点后开始咳嗽，天亮即安。我亦每天被电话问一遍怎么办？我当时考虑是不是两姐妹相互传染，一直针对肺系用药，没再发热。时而用止嗽散，能停两天咳嗽，但又复发，时而用麻杏石甘汤，时而小青龙汤，时而六君加三子养亲汤，寒药，热药，均不能断根，偶能止一会儿。无奈就上县人民医院照 X 线片，支气管有阴影，肺没事，当支气管炎治。医生开了消炎药口服，能止一会儿。最后没办法，又去找专看儿科病的老郎中看了一个多星期，吃了不少他的秘方（在当地挺有名气，他的药磨成粉，没人知道成分），还是没效。妹妹也快被逼疯了，孩子咳了两个月总是好不了，实在没辙了，昨天（即 6 月 13 号）打电话给我，带着哭腔跟我讲电话，我说你让我听听孩子呼吸，她把电话放到小外甥女的喉咙间，让我听痰鸣音，电话里听不太清。

但我脑子那时突然蹦出《金匮要略》中的一句话："咳而上气，喉中水鸡声，射干麻黄汤主之。"回想一下，孩子一直没再发热，我又一直只当成痰证来治，怎么就忘了可能是水饮呢？不管是不是，先用小剂量射干麻黄汤投石问路。

6 月 13 日晚，一夜安睡。我当时激动得哭了。我想大声说：仲景医圣，感谢您为子孙留下了这么宝贵的财富！

以上是根据七年前的朋友圈长文略做校对整理。

在治疗这两个孩子的过程中，我都犯了一个错误，那就是过用寒凉。寒凉败胃，这跟过用抗生素引起的副作用差不多，不要以为中药就不会有副作用，伤了脾胃就是副作用。脾胃有运化功能，就是产生我们所说的"气"。脾胃受损，则其功能肯定受损，气就不足了。这个气，包含了"卫气"。什么是卫气，就是保卫我们身体不受外邪侵犯的气，可以认为相当于我们现代人常说的免疫力。

给小晴用的白头翁，那是比较凉的药。当时没有中病即止，病好了后，还再给继续喝了几剂，把脾胃给伤了。于是她出现了食欲不振。不吃饭就没有能量，没有能量从哪生产出卫气来？没有卫气，很

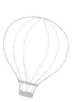

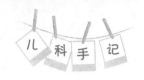

容易吹点风就感冒发热了。

于是后来我就用六君子汤和玉屏风颗粒来恢复她脾胃的功能。只要脾胃功能一恢复，卫气就有了，免疫力就有了，就没那么容易感冒了。

健脾药，一定要小量常服，才能见到奇效，讲的是水磨功夫，想要速效是不可能的。

回过头来看小韵，其实，我也没有办法给她确诊是不是支气管哮喘，但是发展下去，很可能就是哮喘。她起初是高热，我用二鲜汤（鲜芦根、鲜茅根），放胆用，是有过经验的，在小晴身上应用过多次，退烧效果明显。但是小韵毕竟还不到三个月大，脏腑功能很薄弱，这凉药一下去，就伤到脾胃了。脾胃一受损，它运化水液的功能就失常了，水液一失常，就会化成痰饮了，于是总是咳嗽。此时，我没有意识到这一点，还继续用麻杏石甘汤，里面的石膏，一样寒凉败胃，于是恶性循环，水饮越生越多。到后面用小青龙汤，这方子偏解表，对于她的喉间痰鸣如拽锯的咳嗽，效果比较轻，总反复，不如射干麻黄汤好。

这真是一步一个脚印走过来，也让孩子平白遭了不少罪。这都是我疏忽大意造成的后果，可见中医有多难学。

我对小儿的用药经验，可以说是从自己的外甥女身上开始的。因为我妹妹家地处偏僻，缺少好中医。"蜀中无大将，廖化当先锋"，没人看，只好我上。小晴这四年来出现的所有毛病，都是我硬着头皮去治的。

小儿出现毛病，基本上不超出两个原因，一个是外感（风、寒、热、湿等），二是食伤（家长过于宠溺，什么都喂，吃出来的，脾胃多有损伤，还夹有痰湿）。

单纯的外感，或者单纯的食伤，治起来，都好用药。

只有一种最棘手，那就是外感夹湿，这种最容易反复，热退了又反复，最容易在半夜反复。就是因为只是清热了、退热了，湿还没化掉，这个湿又会去和热结合在一起引起发热。这种情况，我用得最多的，就是三仁汤、甘露消毒丹和达原饮了。

孩子的湿哪来的？绝大多数是吃出来的，特别是甜食，最容易化湿。甜味，我们叫甘味，甘能令人中阻。什么叫中阻？中焦受阻。中焦是什么？脾胃就是在中焦，脾胃受阻了，运化不了水液，就化成痰湿了。这种孩子，你要多注意舌苔，一般会有厚苔，白或微黄，这时，要注意了，不要由着孩子性子乱吃东西。

各种鼻炎，都很难受

一、过敏性鼻炎

过敏性鼻炎即变应性鼻炎，是指特应性个体接触变应原后，主要由IgE介导的介质（主要是组胺）释放，并有多种免疫活性细胞和细胞因子等参与的鼻黏膜非感染性炎性疾病。其发生的必要条件有3个：特异性抗原即引起机体免疫反应的物质；特应性个体即所谓个体差异、过敏体质；特异性抗原与特应性个体二者相遇。变应性鼻炎是一个全球性健康问题，可导致许多疾病甚至劳动力的丧失。

大家先看过敏性鼻炎的定义，看起来好像很复杂，不管它什么原因，我们先来观察一下过敏性鼻炎的症状。

过敏性鼻炎的典型症状主要是阵发性喷嚏、清水样鼻涕、鼻塞和鼻痒，部分伴有嗅觉减退。

1. 喷嚏：每天数次阵发性发作，每次多于3个，多在晨起或者夜晚或接触过敏原后。

2. 清涕：大量清水样鼻涕，有时可不自觉从鼻孔滴下。

3. 鼻塞：间歇或持续，单侧或双侧，轻重程度不一。

4. 鼻痒：大多数患者鼻内发痒，花粉症患者可伴眼痒、耳痒和咽痒。

有四个比较典型的症状，首先打喷嚏，伴随着打喷嚏的是鼻涕横流，鼻塞，还有鼻痒。鼻痒通过相通的孔窍，可引起耳朵痒、咽痒，这个痒大概就是我们说的过敏反应的一种。

从中医的角度看，过敏性鼻炎是由什么引起的呢？在我的观点里，它应该是由于人体阳气不足引起的，或者说寒气伤到人体的阳气而引起。

有朋友自诉，我查了，过敏原是空气螨虫过敏。空气中到处都有螨虫，不可能把全世界的螨虫都杀光。为什么同样有螨虫，你过敏别人不过敏呢？那证明螨虫不是主要原因。

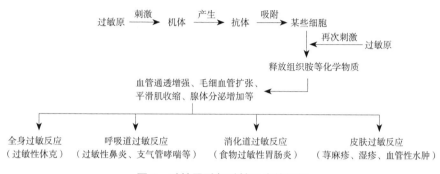

图5　过敏原引起过敏反应的机制

所有的过敏原都是外在的，同样的过敏原，那么多人接触，为什么有些人有症状，而有一部分人没有症状呢？（见图5）

由温度高的地方突然到温度低的地方会打喷嚏，由温度低的地方突然到温度高的地方仍然会打喷嚏。假如寒气是造成我们打喷嚏的原因，那么喷嚏这个动作就是帮助我们把寒气赶出去。

从低温区域到高温区域突然打喷嚏，原因是在低温区域我们身体储存了寒气，但是我们阳气不足，不足以把寒气赶出去，所以暂时还没有症状，没有喷嚏。可是一旦我们迁移到高温区域，借助空气中的温度给我们提供的阳气，加上我们本身产生的阳气，综合起来大于侵袭我们的寒气，这时候我们就会打出喷嚏，排出身上一部分寒气。这是第一个。

再讲第二个。从高温的区域到低温的区域也会打喷嚏。如果我们在高温的区域，身体开始储存阳气，自身也产生阳气，两个加起来有不少的阳气，足以抵抗一些微弱的寒气了。这时候突然迁移到低温的区域，当寒气一开始进入我们身体的时候，由于身体目前还拥有足够的阳气，可以马上把寒气排出去，所以立刻就打了个喷嚏，寒气乖乖被排除在外。但假如我们在低温区域停留过久，我们身体阳气慢慢被消耗，慢慢变得阳气不足了，不足以产生排寒反应，这时候寒气继续侵袭我们的身体，但是我们没

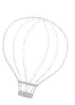

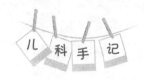

有能力去产生喷嚏来驱除寒气，于是就没有症状了，除非我们重新回到温度高的地方。

通过上面讲的打喷嚏的两种情形，我认为那些螨虫、动物皮屑、花粉等还不是主要原因。阳气受损才是主要原因。

阳气是怎么损伤的？阳气为什么受伤？我们来分析一下。

哪些因素、可以损伤阳气？首先是贪凉。长时间在空调环境里，长时间吃冷饮、雪糕，喜欢吃刚从冰箱里拿出来的东西，包括喝冰啤酒，吃冰凉的水果；怕上火喝凉茶，喝各种太凉的汤，比如说马蹄荸荠汤、冬瓜排骨汤、海带绿豆汤，其实莲藕也是偏凉的。喜欢吃苦瓜、芥菜、菜干、萝卜丝、萝卜皮、萝卜咸菜，还有木瓜、凉拌菜（比如拍黄瓜）。还有什么呢？各种梨、火龙果、小西红柿、猕猴桃等，还有各种鱼生这类。

有一位妈妈带着小朋友来看咳嗽。说以前不懂，听人说猕猴桃补充维生素C，就让孩子从一岁多开始，每天喂两颗，早晚各一颗，吃了很长一段时间。我当时说，你一个成年人，试试每天两颗，连吃一个月试试？怪不得这个咳嗽这么难治。

我们不健康的生活方式损伤人体阳气，阳气不足，不足以通过喷嚏这个简单动作把寒气从身体里排出去。阳气充足的时候，经常一个喷嚏就把寒气排出去了，可是如果我们阳气不足的话，就会反复通过喷嚏这个动作排寒。

治疗方面，首先改变生活不良习惯，其次提升人体阳气。只要做到这两点，过敏性鼻炎一般都能治好。改善不良生活习惯，医生没有办法控制患者，只能提供建议，靠患者的自制力与毅力。人总是在学会克制欲望之后，才会成熟。不仅仅指心理上，在生理上也一样。身心是相互影响的。

第二步是医生可以做的。温阳，辛温解表散寒，我个人用得最多的方子是麻黄附子细辛汤，但这个方子不是那么好用，要因人而异来加减，且有小毒。虽然说都是过敏性鼻炎，但是每个人兼夹的东西不一样，有些夹有瘀血，有些夹有痰湿，有些夹有湿热。

先讲单纯的不兼夹的，这样的情况用麻黄附子细辛汤足够了（当然也有用辛夷散的，可以选择的方不少）。附子和细辛都是有毒性的，另外麻黄如果煎煮不当，会引起心动过速，所以大家不要随意使用，一定要有医生的指导，怕引起严重后果。

吃完麻黄附子细辛汤会有什么反应呢？

流鼻涕，咳清稀的痰。整个鼻腔，周边五官官窍会有很多分泌物出来，带着寒气排出来，就像水一样，很清稀的痰液。整天流鼻涕，一天内可能会用掉一整卷的手纸，连续几天之后阳气足了，开始恢复正常。

这个反应，在很多患者身上都出现过，也只有出现了这些反应的患者效果才更好。不要被这个反应吓到，以为这是鼻炎加重了，其实这只是一个排寒反应。只有寒气排干净了，鼻炎才会好。

治完了，后期我一般用六君子汤合上玉屏风散两个方子来善后调，若是肾虚则用阳和汤。

二、鼻鼽与鼻齆

鼻鼽是治疗过敏性鼻炎经常遇到的症状，还有一个症状，我们叫鼻齆。

鼻齆，证名。系指鼻塞、嗅觉失灵的病证。又名齆鼻。《诸病源候论》卷二九："鼻气不宣调，故不知香臭，而为齆也。"一般将阻塞性鼻音为齆鼻。如《十六国春秋后赵录》有"王谟齆鼻，言不清畅"的记载。

鼻齆其实是鼻鼽的进一步发展，主要症状是鼻塞，还有可能伴有嗅觉的失常。鼻齆有两个分型，一个是痰湿型，一个是瘀血型，不过它们都有一个相同的症状就是鼻塞。

先讲第一个痰湿型。

痰湿型的鼻塞，像鼻甲肥大那种。鼻塞，嗅觉失常，甚至会引起头痛、耳聋。那这个鼻塞怎么引起的呢？人体通过喷嚏这个排寒反应把气都往鼻腔带，气走会带动津液，于是津液都聚集在上呼吸道周边。所以为什么会有那么多的鼻涕，因为排寒气过程中这些津液都被带到了鼻腔。但是这些津液不可能都能排出去，而我们体内又阳气不足，不足以把津液化

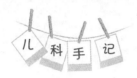

掉，就变成了痰。气停在哪里，津液就停在哪里，津液停在哪里，哪里就凝聚变成痰湿，痰湿停留在上呼吸道，停留在鼻甲。用西医的观点叫什么呢？上呼吸道脂肪浸润，也就是呼吸道胖了，所以鼻塞了。

这是第一个分型，总的症状就是呼吸道肥胖，鼻甲肥大，鼻子堵住了，睡觉鼻塞，睡不着。

从我个人理解的中医角度看，就是痰湿。寒气没有排出去，怎么办呢？还是用麻黄附子细辛汤，但要加化痰的药。我常加消瘰丸，但是考虑到十八反，有些人对这个很敏感，所以也有合用三子养亲汤。具体怎么用，因人而异，不同人用不同药物加减，剂量不一样。在儿科，遇到这种情况，我的首选处理方法是，保和丸 + 玉屏风颗粒。但是记住，中医治疗，是非常个体化的，不可能人人都用一样的方子，会有差异性，我这里讲的，都是常见的处理方式，真到门诊面诊，用的方子可能又变了。

我们接着分析第二个分型，瘀血型的鼻塞，所谓的萎缩性鼻炎，主要是鼻腔黏膜萎缩，弥漫性硬化，鼻甲发生萎缩，各种腺体分泌减少，造成了主观性的鼻塞。黏膜萎缩，弥漫性肿块硬化，这就是伴有瘀血了。同时腺体分泌不足肯定伴有阴亏。这种一般除了鼻塞之外，还有咽干口燥，鼻甲腔内还有脓痂的形成。阴亏之外还伴有瘀血，是阳虚累积导致阴亏，讲起来有些复杂，门诊遇到的还是比较少。这种用药就要因人而异了，治疗起来比较复杂。

三、鼻渊——鼻窦炎

鼻窦炎就是化脓性的这类病症，脓鼻涕。鼻窦炎一般会有非常浓稠的鼻涕，呼吸不畅，闻不到气味，有时候咽喉干痛，有时候会有黏稠的痰咳出来，有时候头胀。从中医角度看，一般是湿热，就是痰湿停留在鼻腔周边淤久了就发热，热就变成了这种症状，好像上火一样。其实根本底子还是寒。受寒之后脾胃不运化才有水湿，湿淤久了之后才有郁热，热郁久了就化火毒。所以这个要分层次来治，先治什么呢？先治湿热。有湿热的时候它又会反复有炎症，这个时候我要讲一个细菌生物膜的概念，是以前五官科的同事讲的，是西医的观点，但是我觉得不妨碍拿来分享，大家也增加一点知识。

> 细菌生物膜是由依靠胞外产物而吸附于固体表面的微生物集落构成，并能结合有机和无机成分；形成包含复杂的理化过程和生物群落的相互作用。生物膜系统是真核细胞特有的系统，由细胞器膜，细胞膜和核膜构成，这些生物膜的组成成分和结构相似，结构和功能密切相关，表现着协调统一性。

仅仅单个游离的细菌在空气中是很难生存的，它们就把一群细菌联合在一起，再分泌一层保护膜，形成一个整体。细菌生物膜里面有独立的气道，还有水道，有物质交换的过程，细菌生物膜的生存力非常强悍，即使是在没有营养物质的石头表面都能生存。那我们身体与空气接触的大多腔道都存在细菌生物膜，用抗生素都很难把它杀灭，这就是为什么慢性中耳炎、鼻炎、尿道炎、宫颈炎这类腔道性湿热性炎症很难用抗生素根治，因为它有一层膜保护，抗生素很难渗透到里面把细菌杀完，它只能杀死表面的细菌，等时机成熟的时候它重新焕发生机，又繁殖起来一群细菌。

我们再联想一下，一般鼻窦炎伴有湿热状况。

湿是什么？湿度。

热是什么？温度。

既有湿度又有温度，是不是一个很好的生存条件啊？种子遇到一定的湿度、一定的温度是不是会发芽啊？细菌、真菌是不是有相同的性质啊？遇到合适的温度，合适的湿度，也会拼命地生长繁殖。

如果人体处于湿热状态，刚好就给细菌提供了繁殖的条件。细菌繁殖就会有一系列炎症反应，是不是就造成炎症反复难愈啊？

那我们怎么治疗这个炎症呢？只要改变一下观念。细菌，比我们人类存在的时间要长，把它们灭绝是不可能的，它们无处不在。我们能做的事情就是与细菌和平共存，但是又不能让它们活跃，怎么办呢？改变身体的湿热环

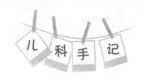

境，把湿和热降到一定水平，让它们没有办法繁殖，同时打压一下它们。

有湿热去湿热；

有痰湿化痰湿；

有细菌就用少量清热解毒的药把细菌杀一杀，灭一灭它们威风；

同时提高免疫力。

把它们禁锢在萌芽中，让它们处于静止状态，我们就能和它们和平共存。

怎么用药呢？祛湿热可以用二妙散、三妙散或四妙散合辛夷散加减。化痰湿可以用二陈汤、川贝母、浙贝母和其他化痰的药物（仅是个人经验，而且这也不是固定处方，一定会因人而异来加减，这里只是提供一个思路，不要盲目照搬）。

怎么样去清热解毒？我们可以加金银花、野菊花，加点蒲公英。

怎么提升免疫力？可以用玉屏风散，可以用四君子汤、生脉饮、六君子汤，只是一个大的方向，坚持一段时间就能痊愈了。

我们要树立一个正确的观念，不是一定要把疾病消除得干干净净，而是要学会和平共处。改善自己的内环境，改善自己的不良生活习惯，然后才能把疾病治得差不多。为什么不说治愈呢？因为疾病是有可能复发的。"治愈"这个概念有待商榷，就是说多少年不复发，每个疾病的定义不一样。下面分享一个病案。

刘某，女，11岁，2016年3月9日初诊。

主诉：前额头痛，反复发作月余来诊。被医院诊为鼻窦炎。体瘦，肤白。

舌淡红，苔根极白厚腻。脉稍滑。

当时未做他想，凭舌用药，直接处藿香正气散加减：藿香6g，苏叶6g，杏仁6g，前胡6g，桔梗3g，大腹皮10g，槟榔6g，白芷6g，生白术30g，厚朴10g，陈皮6g，姜半夏6g，茯苓10g，淡豆豉10g，通草3g。3剂。

二诊：2016 年 3 月 14 日。

前额痛并无缓解，并诉今日腹痛腹泻。经再三询问得知，昨日进食芒果与椰汁。平素爱吃海带。这些都是聚湿伤脾之品。查舌淡嫩，苔中极白厚腻。估今日先处理果伤与海带之伤。

寒湿之邪直中太阴，前方力太弱，今处以理中汤加味，以草果治脾伤：生晒参 6g，生白术 30g，干姜 6g，广木香 6g，草果 6g，厚朴 10g，甘草 3g，桂枝 3g。7 剂。

三诊：2016 年 3 月 20 日。

腹痛腹泻已解除，人之精神亦改善，胃口变佳。现前额仍痛。查舌淡嫩，苔中极白厚腻。

湿邪缠绵难愈，以前额为阳明经用药主，前方加引经药。湿郁前额日久，恐有化热，少加野菊花清热。白芷 6g，葛根 6g，吴茱萸 3g，野菊花 3g，辛夷 3g，生晒参 6g，生白术 30g，干姜 6g，大枣 10g，草果 3g，厚朴 10g，甘草 3g。5 剂。

四诊：2016 年 3 月 27 日。

反馈，上方只服 3 剂，基本头不痛了。但舌苔仍厚，湿邪难去。

再以六君子汤善后，以大剂白术健脾除湿。并叮嘱忌瓜果生冷。

生晒参 6g，生白术 30g，干姜 6g，茯苓 10g，姜半夏 6g，陈皮 6g，草果 3g，厚朴 10g，甘草 3g。5 剂。

随访至 2016 年 4 月 24 日，前额头痛已除，但本人认为，仍宜忌口，如果饮食未控制好，很可能再度复发。

治鼻窦炎，还有个思路，即肝经湿热，因为"肝经上颃颡"，颃颡就是鼻腔后，所以鼻窦炎也有治肝的路子，用如龙胆草、荷叶、苦丁茶、野菊花这些。

最容易忽视的腺样体肥大

　　腺样体肥大，会引起打鼾、鼻涕倒流、反复中耳炎发作、做噩梦、胆小、长龅牙等，最严重的是睡眠呼吸暂停综合征，在临床上，儿科非常多见。

　　有三四个月起码上百个孩子，大部分都是以腺样体肥大为主诉来找我看病。一问症状就是：鼻塞、晚上张口呼吸。从我个人的中医角度来看，它是痰块堵在鼻咽部，即咽扁桃体炎。

　　腺样体也叫咽扁桃体或增殖体，位于鼻咽部顶部与咽后壁处，属于淋巴组织，表面呈橘瓣样。腺样体和扁桃体一样，出生后随着年龄的增长而逐渐长大，2～6岁时为增殖旺盛的时期，10岁以后逐渐萎缩（见图6）。

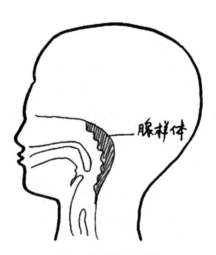

图6　腺样体的位置

　　腺样体肥大系腺样体因炎症的反复刺激而发生病理性增生，从而引起鼻塞、张口呼吸的症状，尤以夜间加重，出现睡眠打鼾、睡眠不安，患儿常不时翻身，仰卧时更明显，严重时可出现呼吸暂停等。本病最多见于儿童，常与慢性扁桃体炎、扁桃体肥大合并存在。

腺样体肥大很多人都有，只是很多人从来没去留意，当成其他病治了。

我们平时说的扁桃体，其实就是说的腭扁桃体，而腺样体（增殖体）是咽扁桃体，都是扁桃体，只不过腭扁桃体位于口咽外侧壁在腭咽弓和腭舌弓之间的三角形凹陷里，张口，我们就可以看见。如下图：

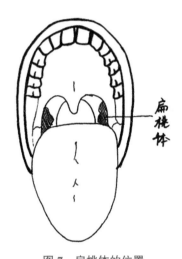

图 7　扁桃体的位置

而腺样体，在鼻咽部顶部，张口不易看见，有时需要借助纤维鼻咽镜检查。

咽黏膜下淋巴组织丰富，较大的淋巴组织团块呈环状排列，称为咽淋巴环（Waldeyer 淋巴环），主要由上方的咽扁桃体（腺样体）、两侧的咽鼓管扁桃体、腭扁桃体、下方的舌扁桃体及咽侧索、咽后壁淋巴滤泡构成内环。内环淋巴结流向颈部淋巴结，后者又互相交通，自成一环，成外环，主要由咽后淋巴结、下颌下淋巴结、颏下淋巴结等组成。

不管是扁桃体还是腺样体，它们同属于咽淋巴环的一部分。

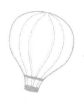

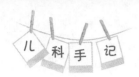
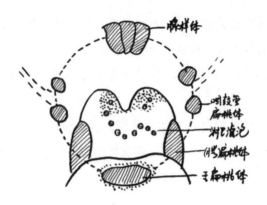

腺样体

咽鼓管
扁桃体

洲巴海泡

腭扁桃体

舌扁桃体

图 8　咽淋巴环

大家看清这个图了吧？一圈都是淋巴组织，所以，我看病时，一般会让孩子张大嘴巴，看看扁桃体，扁桃体都肿着的，腺样体肥起来的概率也大，一问晚上鼻塞得厉害的，我就按腺样体肥大来治。

腺样体肥大多是因为炎症（如急慢性鼻炎，扁桃体炎，流行性感冒等）反复发作，使腺样体发生病理性增生，导致鼻阻塞加重，阻碍鼻腔引流，鼻炎、鼻窦炎分泌物又刺激腺样体使之继续增生，形成互为因果的恶性循环。本病也常常有家族遗传史。

腺样体肥大都有具体哪些症状？

（1）耳部：咽鼓管咽口受阻，引起分泌性中耳炎，导致听力减退和耳鸣。

临床上见到的中耳炎反复发作，要考虑到这个问题。所以为什么治疗耳鸣有时我会用解表药，就是这个原因。有时候治中耳炎，也用治鼻炎的药。

（2）鼻部：常并发鼻炎、鼻窦炎，有鼻塞及流鼻涕等症状。说话时带闭塞性鼻音，睡时发出鼾声，严重者出现睡眠呼吸暂停。这个我们叫鼻鼽，是最常见的症状，失去嗅觉，说话带鼻音。

这个病好治吗？好治。难治吗？也难治，靠的是毅力。有个患者足足吃了一年多的中药，不仅鼻子通气了，也恢复了嗅觉，同时也瘦下来了，连心态也变得阳光了。

鼻塞也会让人变得胆小，因为晚上会做噩梦。后经调理，恢复通气后，大脑不再缺氧，也就不再做噩梦了。

（3）咽、喉和下呼吸道：因分泌物向下流并刺激呼吸道黏膜，常引起夜间阵咳，易并发气管炎。

这个，其实就是我们常说的鼻后滴漏综合征，也有些人称为鼻炎性咳嗽。这个以前我讲过，也治过，效果不错。

（4）腺样体面容：由于长期张口呼吸，致使面骨发育发生障碍，颌骨变长，腭骨高拱，牙列不齐，上切牙突出，唇厚，缺乏表情，出现所谓"腺样体面容"（见图9）。

无论多小"鲜肉"的患者，最后也可能长成这样。所以有些小朋友不肯配合吃药与忌口的，我就把这些照片拿出来，毕竟谁也不想变丑。听

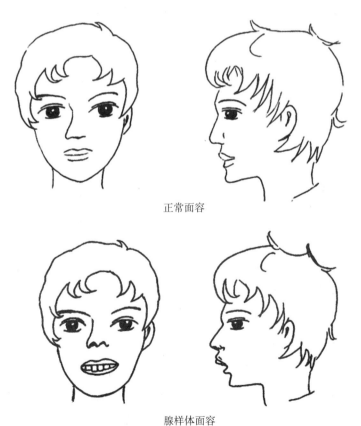

正常面容

腺样体面容

图9　正常面容和腺样体面容

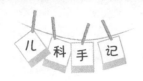

说美女也有标准的，那就是鼻、嘴、下巴，形成一条直线，要是龅牙就不美了。

（5）全身：患儿表现为厌食、呕吐、消化不良，继而营养不良。因呼吸不畅，肺扩张不足，可导致胸廓畸形。夜间呼吸不畅，会使儿童长期处于缺氧状态，内分泌功能紊乱，引起生长发育障碍，家长可发现孩子有注意力不集中、情绪多变、夜惊、磨牙、盗汗、尿床等症状。

所以我们只是治腺样体吗？盗汗、磨牙、夜惊、情绪激动，哪一个不是上焦有热、有湿热，心包有热？

再看看呼吸暂停，腺样体肥大是阻塞性睡眠呼吸暂停低通气综合征（OSAHS）最常见的病因之一。鼾声过大和睡眠时憋气为两大主要症状，睡眠时张口呼吸、汗多、晨起头痛、白天嗜睡、学习困难等也是常见的症状。

所以我们真的只是治疗腺样体吗？头痛、嗜睡、专注力缺乏等，哪个不是因为缺氧导致的啊？为什么缺氧？想过了吗？就是因为鼻咽的通气量少了啊。

有一个患者，被医院诊为睡眠呼吸暂停综合征，一家三口来我这里看，先生服药后，打鼾改善明显。

服用了半个月药，晚上就不打鼾了。但是，他的腺样体缩小了吗？不一定，他已经形成了肿块，要把它消下来，没有半年是消不了的。一旦再次感冒，一样会肿回去。

所以一定要提升免疫力，不要再感冒。哪些事情会降低免疫力呢？熬夜、三餐不定时、不运动、经常吹风、不注意保暖。饮食上，经常吃瓜果生冷，伤了脾胃。

人的免疫力是从脾胃中产生，这叫卫气。没有好的脾胃功能，就产生不了卫气，没办法抵抗那些风寒风热，就反复感冒，刺激腺体肥大，最终结果，堵住鼻子，张嘴呼吸。堵住了鼻子之后，就会缺氧。睡眠中缺氧、大脑缺氧，容易长期精神不振，精神不振又影响了内分泌，内分泌分泌不足，会影响卵巢、睾丸。最后，会引起什么呢？盗汗、惊厥、性冷淡等。

只有反复地调配比例，不停地磨合、修正处方，到了一定阶段之后，就像剥洋葱，剥掉一层又一层，才能把病根除掉。

所以，治疗腺样体肥大，是很漫长、很辛苦的一个过程。医患之间必须相互信任、配合，才能把这个病治好，不要指望单纯用一个方子就能治好。因为，已经发展到这个阶段，肯定混合了很多因素，双方都要认识到，这个问题，是不可能短时间解决的。

我们解读了腺样体肥大的病因，其实是炎症反复发作。反复发作，病因一层层堆叠，从而刺激了各个扁桃体一步步增大。其实，就是反复感冒，没有治对，把外邪留在上焦苗窍，还好没有深入，只是停留在表部。

中医治病，讲究有表治表。上焦苗窍，即眼、耳、鼻、舌、咽等孔窍疾病，大多是属于表证（这是接触刘英锋教授论文后，习得的观点）。很多患者，一有感冒症状，就想着压下去，而不是顺着病势（人体的自然抗病良能），把病邪驱赶出来，导致表证的失治，引起失表滞表。

尽管病邪无形（比如风寒、风热、风湿，即风邪、寒邪、热邪、湿邪，可以单一袭击人体，也可以复合袭击人体），但为了便于理解，我们先把"病邪"想象成一个有形的东西。

风寒、风热、风湿来了，我们一个喷嚏、鼻涕、发热，就发出去了。可是有些人，就是烦这个喷嚏、鼻涕、发热，尤其是家长，怕得要命。

怎么办？用消炎药（绝大多数消炎药是属于苦寒的，而非辛寒）压下去，这个相当于把"病邪"包裹起来，假装看不到这个病邪。机体可能暂时发现不了这个病邪，或者被消炎药消耗了一下，没有力气去排这个"病邪"。这样就暂时消停了，看不到喷嚏、鼻涕、发热了，感觉像是好了。

粉饰太平，毫无意义。除非机体能量充足，把这个"病邪"给化掉，要不然，最后就是养虎为患，会把这个无形的"病邪"，养成有形的"肿块"，即扁桃体、淋巴结的肿大。

所以，作为一名中医生，遇到要治疗的腺样体时，必须要有整体观念，不能只单独追着一个腺样体不放。西医学认为，腺样体肥大是组织间隙的病变，是一种淋巴细胞活化浸润，而在中医学看来，是夹有风、痰、

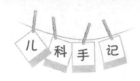

湿、热、毒、死血，多种因素复合叠加的上焦咽部焦膜病变。

我认为，腺样体肥大从中医角度看，首先是一个痰核。但我们如果只考虑到化痰这一个步骤，那就太简单了。我们应该以化痰为中心点，往前、往后推测地用药。因为疾病的发生发展，是有一个时间过程的。

以痰为中心，怎么化这个痰块呢？我一般用郁金、川贝母、猫爪草、夏枯草、海藻、昆布、浙贝母、玄参、牡蛎、僵蚕、乌梅、连翘，或二陈汤、平胃散、温胆汤等。

痰是由津液凝聚而来的，津液为什么凝聚呢？津液在正常情况下，是由气推动，周身循环，但是气停下来了，津液就凝聚了。

导致气停、气闭的，有什么？

在外感里，多有风、寒、热、湿，但它们不是单独来袭的，往往是组团的，组成了风寒、风热、风湿、风寒湿、风湿热，这样一看，就复杂了。

有风寒，则祛风寒——麻黄、细辛、白芷、辛夷、苍耳子、防风、荆芥等；

有风热，则祛风热——薄荷、连翘、葛根、野菊花、菊花等；

有风湿，则祛风湿——豆蔻、藿香、佩兰、青蒿等；

有风寒湿，则祛风寒湿——麻杏薏甘汤、藿香正气散、苍耳子散等；

有风湿热，则祛风湿热——上焦宣痹汤等；

还有最复杂的，风寒湿热并见。所以我最怕人问：大夫，我是不是阴虚？我是不是阳虚？我是不是湿热？我是不是偏寒？

哪有这么简单。我可以这么说，一个人身上，可复杂到风、寒、湿、热、痰、瘀、毒、阳虚、阴虚并见，治这种病，要像剥洋葱一样，一层一层，最后才可以见到本心。

内因主要是饮食造成的，过量进食瓜类果类生冷甜食，远超过脾胃的负担，导致脾胃运行不畅，脾胃运化无力，饮食化不成津液，反而成了半代谢的痰湿。而且吃进去的东西，本身湿性重，凝滞，影响气的流动，凝聚了湿气。

脾为生痰之源，肺为贮痰之器——这些湿气，化成了痰湿，循着经络到了肺。而且想要把这些痰排出体外，就会咳嗽、鼻涕、喷嚏，但是不能完全排出痰湿，停留在了鼻窍，久而久之，成了痰块在鼻咽部——腺样体肥大。

中医都是要讲究三因制宜，任何吃进去的东西，有没有好处，一定要这样来看。什么时候吃？什么地点吃？什么人吃？这天地人三个因素，很关键。

怎么说呢？冬天吃，跟夏天吃，效果不一样。西北干燥地方吃，跟东南湿润地方吃，效果也不一样。一个壮汉吃，跟一个孱弱的人吃，效果更加不一样。

不管怎么说，我们是农耕民族来的，这凉性东西，究竟适不适合我们脾胃呢？

临床上，我见多了肠系膜淋巴结肿大的小患者，天天肚脐周围痛。为什么肠系统的淋巴结会肿大？那是因为肠道反复感染，刺激了淋巴结肿大啊！那究竟是什么能让人每天肠道感染一次？肯定是吃了馊东西。那怎么判断东西馊了没？看看饭菜有没有酸臭味吧！

我为什么会扯到这个呢？因为绕脐痛，多见太阴寒证，那是理中汤证。脾胃寒了，能不生痰吗？生了这个痰，能不让肺上运吗？运多了，能不堵鼻子吗？所以我一定要让孩子忌凉性东西的，不忌口，这病没办法治。我也一定要让脾胃得到休养生息的时间，所以，孩子一律只喂八成饱。

在内因上处理，我一般爱用六君子汤，以及最重要的忌口。

一个小朋友，为什么反复感冒？是什么不让我们感冒？是什么保护着我们？是卫气。

卫气，从哪里出来？《内经》说卫出上焦。但从根上追溯，还是从脾胃出来。所以，脾胃一伤，卫气就衰弱了。卫气一弱，就反复感冒了，反复感冒，鼻窍就生痰湿，就变成肿块了，这个跟西医学的解释是不是不谋而合呢？

但是我们中医学，却是往前推导了上一级的病因，那就是脾胃的问

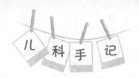

题，再往前推导，就是饮食不当的原因。现在明白，为什么我反复强调忌口了吗？同样，外感，会伤卫气，也伤营气。一个人把正气调到体表对抗感冒，那体内脾胃的正气就不足了，这时候，哪怕是按照平常的饭量来吃，脾胃也是负担不起的，因为能量分配到体表去了，稍吃多一点，就积食了。

外因内因，其实是相互影响的。不管怎样，人病了，就要休养。休养，就是连胃都要休养，不要躺在床上边看电影边吃零食，而是全身心的休养。

那怎么办呢？打个比方，有外感风寒内伤脾胃，那我就用六君子汤加上麻黄、细辛或者建中汤加二陈汤、消瘰丸等。

痰块是有形之物，它会阻碍人体气的流动，而气是有能量的，气被阻碍了，就会怎样？能量就会聚集，能量越来越多，聚在鼻部，就会流鼻血，能量从鼻部溢出来，就会鼻子痒，也会眼睛痒，这就是所谓的过敏性结膜炎；溢到耳朵就得中耳炎；还会干扰脑部，晚上睡不踏实、惊叫、磨牙（其实都是心包有热）；溢到脖子去了，就会干扰迷走神经，阻碍迷走神经的传导，导致心跳加快，出现心慌。

痰不仅能阻碍气，也能阻碍血，引起局部的瘀血，让病治起来，更加复杂难愈。也会产生毒，这就是热聚到了顶点，一般就是化脓，直接扁桃体一起化脓了，高热惊厥了。

综上，我们如果是一名合格的中医生，一定要从多因素考虑去治疗腺样体肥大。

推导完了，怎么办？我举几个简单的例子：

有脾虚食积，六君子汤加点保和丸等；

还有风寒，加点苍耳子散等；

有湿热，再加葛根芩连汤或甘露消毒丹等；

有郁热，加连翘等；

还有瘀血，再加点怀牛膝、皂角刺等；

还有热毒，再加点金银花、野菊花等。

就像做菜一样，你虚多少？实多少？风多少？寒多少？热多少？湿多少？痰多少？一点点调配处方。大方向不错的话，慢慢治，这个病就能治好，需要的只是时间而已。可惜的是，太多的人，急功近利，等不起这个时间。所以，我们治这个病，不要只是化痰，而是要灵活加减。

我有个朋友，他治疗腭扁桃体肿大，用三棱针放血，刺咽扁桃体上面的血络，放点血，很快能够消下来。但是，腺样体在鼻咽部，能不能也放血呢，而不是非要切割？值得思考。

再多说两句：要解决腺样体肥大这个问题，要做到两点：第一，不要反复感冒；第二，提升免疫力。

怎么提升免疫呢？就是不要损害免疫力，要忌口，不要伤脾胃。七分饱，三分寒。吃饭不要太饱，少吃瓜果、生冷、酸奶、绿豆、海带、白萝卜这些，还有凉拌菜，我反复强调忌口。很多人都能够遵守这个，做得很好，孩子恢复得也很好，但是还是有一些人不能遵守，总是宠爱孩子，我就没办法了。

腺样体肥大，其实说难也不难。为什么呢？因为我们知道它的病因、病机。它怎么产生的，我们就怎么治它。但又不容易，为什么呢？因为它需要坚持的时间非常长，需要严格配合忌口，还要配合锻炼。所以说，治疗这个病，不能全靠医生，医生只能做一半，另外一半要患者自己配合。

我治腺样体肥大，就是这么要求的，很快鼻塞就好了。但是治疗还没完，还要根据鼻子的不同症状来调理，肿块才能慢慢消下去。治疗初期是很难受的，因为必须要把多余的痰湿、郁热给散掉，服药后不停地流鼻涕、打喷嚏、咳痰，这其实是个化痰的过程，很多人不理解，以为越吃药越严重。所以一定要坚持，才能把病治好。

还有部分患者，配合得挺好。但是，吃药过程中，我用药祛风寒，而患者同时有湿热。当用了祛风散寒的药，引发湿热了，动了血，有部分人就会流鼻血，过后，湿热少了，就不会再流。这个过程，一定要跟患者及家属沟通。这方面，我有时候做得不够，特别是患者多的时候，没交代清楚，引起了一些患者的担忧。

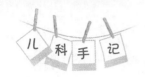

腺样体肥大，肯定是以后天因素为主。

第一：反复感冒、有风寒。

第二：有痰湿，痰湿久了，化热，里面就有湿热。

第三：脾胃伤了，导致免疫力低下，才会反复感冒。

还有，脾虚久了，会食积、便秘。

所以，我们治疗这个病，可能把十年前或者五年前的感冒风寒去了，里面的热透出来，还有一层风热，再把这个热去了，又去掉一层，就像剥洋葱一样，一层层剥开，最后见到本心是什么样子。只有达到这种程度之后，才能把这个病断根。

不仅治疗腺样体肥大如此，其他如哮喘、自闭症、小儿抽动症、高热惊厥等，都一样。

我只是拿这个腺样体做个举例，其实很多病，最初都是感冒失治，用了一些错误的药引起来的。

并不是非要说哪个治疗方法好，哪个不好。我只是针对感冒这种疾病，它是需要透邪的，不能压制，因为它是外来的，需要从表透出。大家一定要有深刻的认识。

风热感冒，用辛凉药，把邪透出去，不能用苦寒；风寒感冒，就用辛温，不能用甘温。比如，该用生姜的，用干姜就不行。该用苏叶的，用了黄连，那也肯定不行。我们的身体都会有排异的，不是我们身体的，就要排异，包括生物性的、物理性的、化学性的。比如风寒、风热就是物理性的，我们身体接受不了这种温度，会有排异反应。我们不能终止这个排异反应，一定要继续甚至要帮助排异，排掉了之后，才不会存留病根。

在我内心的深处，始终认为，疾病是对人体的一个保护、警告、惩罚。怎么理解呢？

保护——比如咳嗽，目的是什么？是为了排出异物，尤其是痰液，不能在气管停留时间过长。长了会滋生细菌，所以就咳嗽，把痰咳出去。比如，呕吐，表示内容物对胃肠有损害，要排出去。

警告——比如眩晕。今天听了一个非常有意思的病案，是北京的一个朋友给我讲的，一个大娘眩晕，久治不愈，最后去耳鼻喉检查，发现耳道里有一个耳塞。回忆是小时候游泳时候不小心怼进去的，后来没啥感觉就没在意。取出来，眩晕就好了。这个跟迷路水肿导致的眩晕一个道理。

惩罚——口腔溃疡，是为了处罚你，不要再吃某种食物了。吃多了，身体根本就代谢不了。我的很多患者爱吃水果与甜食或嗜茶，最后形成了很多痰饮，排不出去。所以身体处罚你，不让再进东西来了，给身体腾出点时间来代谢这些产物。

可惜了，绝大多数人不理解身体发出来的信号，只想把这个信号给掐断了，这样就看不见了，就不烦了。掐断了信号，就没有"病邪"了吗？掐断信号的同时，也在削弱人体的正气（免疫力），稍微一变天，下一次感冒又来了。如此恶性循环，开始隔三差五的感冒了。没有症状了，或者症状轻了，但是人弱了，没有力气，没有精神，变得胆小、抑郁，感觉人生一片黑暗、没有前途。

扯远了。回过头来说腺样体肥大。这些患者一开始只是一个简单的喷嚏、鼻涕、发热。就是因为家长不理解这些"排邪"反应，用消炎药、抗过敏药、激素，硬生生地把这个信号给掐断了，导致了外感病邪在人体苗窍停滞。停久了，就聚而生痰生湿——沤热——化毒——诸症蜂起。

本来只是一个局部水肿，过几天自己就消掉了，结果硬生生压治成了有形的肉块、肿块了。本来只是一个小病，变成了大病了，导致后续一系列的症状。

腺样体肥大——张口呼吸——面骨发育障碍——龅牙——变丑；

腺样体肥大——睡眠呼吸暂停——缺氧——白天精神不振——工作无心——收入减少——变穷；

腺样体肥大——鼻水倒流——反复咳嗽——病痨鬼；

等等不一而论。

就是说，变得又丑又穷又病，怎么找对象？怎么出去社交？好了，不吓你了，主要是让你明白，健康对于我们来说，是多大的财富与幸福啊！但健康也是要通过努力才能获得的，必须努力节制饮食、规律作息、坚

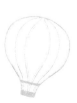

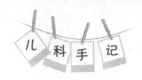

持锻炼、提高涵养等。想着有健康的身体，还想要挥霍身体，你以为你是上帝？

一切期待一剂药下去就把毛病解决的，一切期待神医扎个针把个脉就好的，都是耍流氓！身体的修复，是需要时间的，需要开源（打通经络，补充气血）、节流（停止错误生活习惯），不是想当然的。中国人的神医情结其实就是一种对自己的放纵，不承担责任，自己不努力和期望别人帮助的心态。

慢性咽炎 —— 小孩也有"梅核气"

"嗯，咯，咔，呸……"成年人也好，小娃娃也好，觉得嗓子眼儿里有东西，黏糊糊的，很难咳出，很难吞进（但最终是能咳点痰粒出来的）。

马上有人会说，这不就是梅核气嘛！吃半夏厚朴汤吧！有用吗？一部分人有用。有用的这部分人，有这样一个特点：心情不好的时候，咽有异物感，心情好的时候又没有。但更大一部分人吃了没用，越吃，咽部越干燥，最后黏膜都干裂了，再咳痰，带出点血丝来。

套用刘英锋教授的一句打趣话。这不是"没"核气，这是"有"核气。因为，他有确确实实肉眼可见的痰。同时，他也有确确实实肉眼可见的用药指征。

"没"核气，它会时聚时散；"有"核气，成天有。

治这个病之前，我们先看一下，病在哪儿？

在咽部——脾经所过之处（主要是脾）。问题在脾——定在太阴。

在喉部——有发痒，多是喉的问题。问题在肺——定在太阴。

不管是足太阴还是手太阴，反正都是在太阴上下功夫！肺脾同治，脾为生痰之源，肺为贮痰之器。治疗咽总有分泌物、痰液，总是咳痰的问题，我多从太阴考虑。

当然，经过咽喉的经络不止这两条，但太阴为常见。

为什么总分泌东西呢？当我们吃下第一口饭时，在咀嚼的时候，胃就开始分泌东西了。等我们吃完一碗饭时，胃在分泌，肠在分泌，其实，食道也在分泌哦！当然，咽也分泌。因为整个消化道是一家，齐心合力把食消。以上，是正常生理状态。

那么病态呢？是什么？必然是消化道在加班，就是没有进食的情况

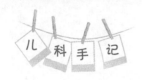

下，还在加班分泌。为什么会加班？哎呀，这还用说，肯定是给的工作量太多了，或者给的工作太难了，或者工作能力太差了。就是吃得太多了，或者吃的东西太难消化了，或者脾胃太弱了连水都化不动。化不动了，会怎样？就会变化为痰湿。

那我们吃什么了，会造成这种增加痰湿的问题呢？

瓜类——大多寒凉，会冷却脾胃，令消化无力，聚湿生痰。

果类——大多寒凉，即便不凉，也是湿气重，湿重令脾胃消化阻力加大，聚湿生痰。

生的——影响胃肠动力，聚湿生痰。

凉的——包括苦瓜、芥菜、白萝卜、马蹄、绿豆、海带等寒性食物，聚湿生饮。

肥的——油腻啊！脂类重，要磨掉，磨啊磨啊，肠胃能不累？

甘的——就是甜的，壅滞脾胃，导致恶心、没食欲，食积。

厚味——这个最常见，就是外卖，味道重。或者有些菜系，超咸超辣，食积。

过食瓜果生冷肥甘厚味，湿聚生痰加上食积后，就是让肠胃加班，不停地分泌黏液，咽部也会分泌。

治疗说白了就是要恢复脾胃功能，把瓜果生冷肥甘厚味给忘掉，总结一句话——健脾化痰。早期，我都是摸索的，疗效很低。慢性咽炎治法，我是学习干祖望干老的。干老的方法，有不少是参苓白术散的变方，加了一些养脾阴的药。干老最爱李东垣，我也就跟着看李东垣的书。我尤其爱的是升阳益胃汤，用这个方子加减，治过不少疑难杂症。

在治疗咽炎的路上一直跌跌撞撞，直到我开始应用升阳益胃汤后，才感觉打开了新世界的一扇大门。

患者第一次来诊时，主诉并不是咽部不适，他说就咳嗽，反复咳嗽。我分析辨证后，居然也认为是咳嗽，当成咳嗽来治了（误诊了），而且是认为肺之脾胃虚的咳嗽。直接用上了升阳益胃汤。复诊时，他说咳嗽好了。

　　我说再巩固一周，他说好。

　　三诊时，他说，咽部的痰没有了，原来每天早上起来都有一口痰的。

　　我翻记录，他没说过每天早上起来咽部有一口痰啊！撞上了？嗯，门诊太心急，我也就没有太在意，这事儿就这么过去了。

　　接着，第二例，第三例，第四例，都是这么治好了。

　　我意识到这个问题了，治疗的重心应该放在咽炎这一块。

　　问诊时，我应该要多问一句，早上起来咽部有痰吗？有的话，这个主诉咳嗽，就要考虑咽炎，而且我觉得这个咳嗽，不能叫咳嗽，只能叫清嗓子。是的，没错，我这个年轻的中医，就这么歪打正着地积累了一个经验，从此，打开了一扇治疗慢性咽炎的门。

　　正当我得意之时，又撞到门板上了。有些人，吃了药后，咽部的症状不但没有缓解，反而加重，咽部极干燥。

　　一筹莫展之际，凑巧看到《从三焦理论看上焦宣痹汤的灵活应用》（《四川中医》2006年第24卷第6期）这篇文章。其实这个方子，两年前就听说过，但当时并没有引起我的重视，擦肩而过罢了。等看完这篇文章，我就有种豁然开朗的感觉，从理论到实践，一并解开了多年的困惑。

　　升阳益胃汤治的是咽壁部位分泌型为主的清嗓子咳嗽，或者说慢性咽炎。而这个上焦宣痹汤治的痰或者分泌物不在咽壁上，它在咽壁内的组织间隙里，是有形的痰湿，它钻在咽壁内的组织间隙里，却又总是刺激着咽部让人产生异物感，并刺激咽部分泌黏液来冲刷它，所以每天早上才会有一口痰在咽部。

　　在了解使用这个方之前，先得了解一下江西姚荷生先生的三焦膜腠理论，并且与陈潮祖先生的三焦膜腠理论（《中医治法与方剂》）以及王居易先生的《经络医学概论》互参。三年前，我花了相当多的时间去学习陈潮祖先生的这个理论，所以，一看到这篇论文，马上就能着手应用了。

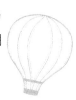

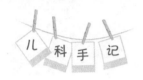

　　刘英锋教授师承姚荷生先生的少阳三焦膜腠理论，将此方的主治病机界定为湿中夹热、郁痹上焦。后来因为机缘，与刘老师见面，刘老师也一再强调过上焦之胸咽部，将上焦宣痹汤的靶点定得很明确。

　　胸咽部有痰湿及湿热，只要这个病机在就可以应用这个方子。说白了，这些痰湿，不在肺上，不在气管上，不在咽上，在三焦的上焦里面（就理解在组织间隙里吧）。在组织间隙的话，是怎么咳嗽，也是咳嗽不掉的。

　　以前从未从痰湿浸润咽部的角度去考虑咽炎。可是就算考虑了，方子也用不到位。但是刘老师给开出了一张高效的方子——宣痹汤（出自《温病条辨》），组方很简单：枇杷叶，郁金，射干，淡豆豉，通草。

　　说实话，用了一段时间这个方子，每味药也算熟悉了，但就是搞不明白这个方子的组方机制，没办法像以前一样拆方。我目前只能把这个方子当成一味药来用，当成一味治胸咽部痰湿浸润的专方来用。

　　论文中也列出了宣痹汤的辨证要点与鉴别要点。

　　辨证要点：有胸咽部自觉痹阻与轻度郁热的现象。自觉咽梗或喉阻，局部或有微痛，或有漫肿黯红，或咽干不欲多饮；自觉胸闷不舒，或有微咳不爽，或胸微痛，或喜深透气或叹气；常喜咳咯清噪，有痰感，但咳咯不爽，痰白而黏稠不易出；舌象、脉象不一定有突出改变，比较常见的是：舌质稍红，舌苔薄白腻；或脉两寸独沉，或一寸沉而另一寸浮。

　　鉴别要点：与外感风热相较，经脉、表证不典型；与心肺脏病相比较，里证不突出；多属与上部腔膜比邻兼涉之症。或有寒热外症，但不显著；或微发热而不恶寒，但口不渴；或微恶寒而不发热；或有咳嗽喘，或有心悸，但均不严重；或看似急重，但心肺并无显著器质性改变；或与外感史有关，但多为后遗病症，久久难愈。

　　上面这一段，一定要好好阅读，甚至抄下来，才能体会这个方的精髓。半夏厚朴汤偏温，上焦宣痹汤偏凉。

　　我经常把这个方子，用在慢性咽炎上，只要问诊时，患者说，早上起来，喉咙总有痰。或者，他说感冒好了，但就是没清透的感觉，嗓子眼儿老有异物感。我就会选用这个方子。

当然，我会查查患者的咽部。一般咽部红，或咽后壁有滤泡、间隙间黏膜变性肥厚，或轻度弥漫性充血（就是红肿），或者声音嘶哑，或主诉有什么声带小结的，这都是咽部有痰湿热的表现。我就会选用这个方。

问诊时，我会问职业。我发现做销售和教师的，此方的应用概率要高一点。

如果伴有虚弱感——少气懒言，不想说话，明明是脾虚，使用升阳益胃汤却无效的时候，我就会把升阳益胃汤里的柴胡、羌活、独活、防风、黄连去掉，换成上焦宣痹汤。如果还有郁热在，再加点牡丹皮、栀子。

如果伴有感冒后遗症的清嗓子，这都不能算是真正的咳嗽，单用此方的概率很高。如果伴有胸闷、咳浓黄痰，我会再加瓜蒌、桔梗、枳壳、浙贝母，或再合用千金苇茎汤。另有迁延不愈的咳嗽，所谓的咽痒过敏性咳嗽，有合用小柴胡汤加减法中的柴六味，疗效可观。

伴有盗汗，尤其是小娃娃，入睡的半小时或一小时内，头部与上半身出黏热咸汗，我会用这个方再加点消食药来治疗，或合用温胆汤，效果很好。

伴有失眠，确实是上焦湿热的，可以单用此方。或加点夜交藤、合欢皮、酸枣仁、延胡索，合用温胆汤加龙骨牡蛎等。

伴有心悸，那种心慌难解的，要跳出来的感觉，又查无异常的，发现确实有上焦湿热在的，咽部可能也有不适感的，我用这个方子，合上栀子、绵茵陈，效果挺理想的。

想要学好此方，一定要去看看刘老师指导的那篇论文。

我上面的这些经验，都是在论文的启发下去应用的。还有部分经验，仍在观察回访中，不能一一列出。

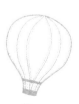

手足口病——原来病位在脾胃

　　什么是手足口病？手足口病是由肠道病毒引起的传染病，引发手足口病的肠道病毒有 20 多种（型），其中以柯萨奇病毒 A16 型（Cox A16）和肠道病毒 71 型（EV 71）最为常见。多发生于 5 岁以下儿童，表现口痛、厌食、低热，手、足、口腔等部位出现小疱疹或小溃疡，多数患儿一周左右自愈，少数患儿可引起心肌炎、肺水肿、无菌性脑膜炎等并发症。个别重症患儿病情发展快，导致死亡。目前缺乏有效治疗药物，主要对症治疗。

　　我们看看病原体——肠道病毒。我们人体受感染，一般有三个节奏。

　　第一波，是病毒感染，先把你的免疫打开一个缺口（也可能有本身免疫力下降的前提）。

　　第二波，是细菌感染，前面有病毒开好了路，大细菌部队入侵就是顺理成章的事了。细菌与人体免疫大战三百回合。要是细菌赢了，就有第三波。

　　第三波，是真菌、支原体、衣原体之类的，湿性比较重的感染（这时，人体要是再对抗不了……）。

　　我想说的是，首先是肠道上的免疫力下降了，才容易感染。肠道的免疫力是被什么搞坏的呢？从中医学的角度看，大多是过食瓜类、果类、生冷等一切寒凉食品。其中为害最甚的，大概就是酸奶之流以及果类，都是聚湿生痰。

　　关于这个，我之前说过千百遍了，再说，我就成老太婆了。这些寒凉寒湿的东西，最先伤的，就是脾胃阳气——饮食首先入胃。卫气大多时候就是指免疫力。卫气是从哪里生的？从脾胃生的，脾胃运化水饮精微后产生的。所以说，有胃气，则有卫气。

治病，比来比去就是比什么呢？比基础。你说你上学时，有没有认真学中基？你知道卫气是从哪里生的，就会知道，想要提升卫气，就得搞好脾胃。现在脾胃一肚子寒湿，会怎样？寒则涩而不流，或者说寒则塞而不流，这团寒湿，它不动会怎样？会堵车，就把人体的气，给堵住了，后面不停地有气过来，在这里通不过，而气是有能量的，堵了就会沤，沤久了，就会发热。气本身是有热量的，全聚在那里不通了，就会沤成湿热，身体就有寒湿、有湿热——复杂起来了。这时候，天这么热、地这么湿，结合人体中的寒湿热，已经超过了人体的承受能力了，就透发了。于是，在脾胃的地盘上，尽情地开花了——全是疱疹。

手足口病，我们拆开来看。

手足——四肢——脾主四肢。

口——脾开窍于口。

疱疹——有水——湿气——脾不运化水湿。

肠道——多指脾胃。

这样，病位就清晰了——脾胃，病机是寒、湿、热，病因是饮食不忌及受到传染。

治疗上，首要是忌口。

其次，针对脾胃用药，要能清热燥湿，又能顾护脾胃之气，同时还要让气流动起来，不能沤。这样一来，就有思路了，先看轻症的。

辛开苦降之法——甘草泻心汤。但是，你盯住了中焦湿热重这个病机，还可以用甘露消毒丹、黄芩滑石汤等，我甚至认为甘露消毒丹应该为首选方。可再加点连翘透透热，或金银花、牛蒡子等。

脾胃里积太多东西了，保和丸也可以上的。重症的，高烧不退的，入了气分，就要用到白虎加术汤之流了。

但是，不要忘了，用白虎汤，一定要让气动起来，不要停滞的死白虎。寒则涩而不流啊！当然也可以加火炭母。

这个病，机体本身情况良好的话，是可以自愈的，千万不要做过多复

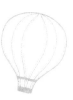

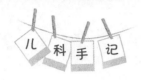

杂的处理，免得越治越坏。

有人留言说：范医生啊，那个手足口和口蹄疫的病毒完全是两码事，你怎么能相提并论呢？有没有点常识？我很理解他的困惑，如果我没有学过中医，如果我学了中医又不深入去思考，其实会跟他产生一样的困惑。虽然是不同的病毒，但是从发病的症状看，都是因为有湿毒，而且都是发于脾胃地界的湿毒。湿毒，就是病因，它包括的病毒，从理论上讲，是不可计数的。

但是它们引发的症状，却可以相同的，都属于湿与疫毒。因此，我才把它们相提并论。

疱疹性咽峡炎，还是脾胃的事儿

疱疹性咽峡炎（herpangina）是由肠道病毒引起的以急性发热和咽部疱疹溃疡为特征的急性传染性咽峡炎，以粪－口或呼吸道为主要传播途径，传染性很强，传播快，遍及世界各地，呈散发或流行，夏秋季为高发季节，主要侵犯 1 ～ 7 岁小儿。临床以发热、咽痛、咽部黏膜小疱疹和浅表溃疡为主要表现，为自限性疾病，一般病程 4 ～ 6 日，重者可至 2 周。同一患儿可重复多次发生本病，系不同型病毒引起。

这个病的治法，在我心中，其实跟手足口、鹅口疮、口腔溃疡的治疗机理，是一致的。

手足口病与疱疹性咽峡炎的致病因素，从中医角度看，都是湿与疫。它们发的地界，都是脾胃所主的。所以治起来，就会是异病同治，明明是不同的几个病，用的药却是差不多，而效果却是很惊人。这近十来年，我常能接诊到疱疹性咽峡炎的患儿。治疗这类湿热毒病因的疾病，并且病发于脾胃地界的疾病首选之方剂——甘露消毒丹。

刘英锋教授的一篇文章《对甘露消毒丹验案的分类统计与结论思考》，点了一个非常重要的"睛"——阳明湿热。

我们治阳明热证，大多只用什么？——白虎剂。可是这个年代，纯热证的，其实没那么多，而热夹湿，倒比比皆是。单纯用白虎剂，是只治热，不治湿，这就少了一条腿，喝了白虎剂，往往热退了，又烧起来，热退了，又烧起来。

为什么？因为湿还在，湿会继续因郁而产生热，所以，一定要湿与热并除才行。你可能会提白虎加术汤，这个方我也常用，很好的方子，但在这个病上，我个人经验，还是倾向于甘露消毒丹，里面的芳香药具有流动

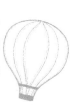

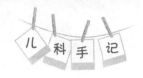

性。就目前，我使过不少方子，没有哪一个方子，能有甘露消毒丹顺手。当然，我也绝不是一成不变，基本上是会有所加减的。

胃热极重的，我加大剂量蒲公英——不仅解阳明热毒，还甘寒养胃。有时也可合用白虎剂。

咽部热毒重的，可以加金银花、牛蒡子、白花蛇舌草（原先用马勃，后嫌马勃苦涩，学何老换白花蛇舌草），不够再加板蓝根、僵蚕、蝉蜕、野菊花。

大便干结者，合用保和丸，甚至加虎杖，釜底抽薪，把热泻掉。

脾虚便溏者，加健脾固涩之药，山药、莲子、芡实、扁豆等。

还有其他加减法，要因人、因时、因地使用。你们不要看我现在说得头头是道，这个湿温病、暑温病，治起来，一点也不轻松。热退之后，若是还有湿热在，先以薏苡竹叶散扫扫尾巴，再以补脾气、养脾阴胃阴的方法来善后，我大多参考何老常用的九补九消资生丸加减使用，效果不错。

小儿腹痛，虚寒常见

腹痛是一个症状，涉及的病种很多，我肯定不能把这个问题说全了，只能写我所见。毕竟我很欣赏黄煌老师那句——不求其全，但求其真。

我所治疗的小儿腹痛，还是以虚寒为主。大多是吃过瓜果生冷后发作。最常见是进食酸奶，或食用猕猴桃、火龙果、哈密瓜之类，随之腹痛腹泻来诊。

益生菌这个概念，不知道什么时候炒起来的，虽然是说益生菌，在我看来，还是"馋货"。还有一些酸奶之类，有些人肠胃受得了，有些人受不了。

发酵食品，很难说有没有混进去一些有害菌群，小儿本身肠道里的菌群还没有发展完善，人为地吃进去一大堆菌，很可能就人为造成肠道感染。即便没有造成感染，4℃低温的酸奶进了肠子，夺取了多少体温？肠道的平滑肌会不会痉挛呢？一抽起筋来，你说会不会痛呢？好了，不说肠子。你光着腿，风扇对着小腿肚子吹一晚上试试，看看你小腿抽不抽筋，抽着痛不痛？道理是一样的嘛！

为什么不让吃生冷？就是这个原因，多简单直观，完全不需要医学知识也能明白，是不？

一位小女孩，4岁多一点，就是因为喝了酸奶，第二天，腹痛、腹泻、呕吐，还伴发热。面青、口唇白，巩膜蓝蓝的，拉得人快虚脱了，一摸额头，全是细细凉汗，一看就是虚寒症状。我开了个非常简单的方子，人参桂枝汤，总共才5味药，生晒参、白术、干姜、甘草、桂枝。

喝下去不一会儿，症状就缓解了，但是要断根是没那么容易。这次发作之前，就一直有绕脐痛的毛病，上医院查过，是肠系膜淋巴结炎并肿大，似乎没有什么好办法。

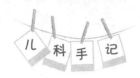

后来我调理了一两个月，以温中的方法为主，几个方子轮换着服用，不外乎理中汤、桂枝汤、建中汤之类。慢慢地，不痛了，也就停药了。但是，过一个年，才停了一个多月药，又腹痛了。一问，就是吃了生冷瓜果。在上次治疗过程中，其实我已经反复强调过忌口的重要了，不过，家长还是没有做到位。这次的腹痛，与上次如出一辙。怎么办？还是用人参理中汤缓解了，然后再换方调理。

这次复诊时，跟孩子母亲聊天，才知道，她刚出生后，就被喂了两个月的金银花水，我一拍大腿，难怪体质这么寒，用这么久的药，效果这么微。搞半天，四年前，就落下病根了。小儿去胎毒，可以用些清热解毒药，用一天两天没什么，但有些老人自作聪明，弄起来，都是过犹不及，竟然给她连用了两个月。

随后还用金银花水给她洗了一段时日澡。这一身的寒气，就在那时冻下来了。老人的理由是什么？母亲坐月子，吃的都是热性食物，怕过奶给孩子，孩子就会上火，必须用点凉药。你说，这半懂不懂，是不是反而害了孩子？

除了吃进去的东西能造成腹痛之外，其实肚子吹到风也会。因此，我也会用些解表的方子来治腹痛——五积散，这个方子，小剂量地使用，效果不错。

当母亲的，一定要从嘴上控制好，别总是顺从孩子的意愿，要吃什么，就给什么。孩子有什么分辨力啊？顺从多了，就会滋生他的欲望。有时候，"慈爱"的纵容，就是害。看着孩子想吃什么，不给吃，就觉得可怜？难道他要吃龙肝凤胆，你也给他吃？

三四年前，我有一位小患者约三岁，经常都是腹痛、高热、咳嗽找我看病。

大体行气化湿用药后，即痛止热退。

有一次，刚治好了没一天，又开始高热不退。

那天下午，我正好出门吃饭，她请求我可不可以来餐馆找我给开张方救急，因为住得不是很远，我就答应了。

本身，我是不愿意在诊室之外看病的。

但那天，小朋友，腹痛腹胀，很严重。

于是，在等菜的时候，她抱着孩子过来了，我在餐馆门口，直接给看了一下，舌红苔腻。

腹痛腹胀，肚子鼓得像皮球，摸着肚皮感觉发烫，肠道湿热兼气滞。

我在出门前，就拿了一排针，于是经过沟通后，当场就给他扎了足三里，小朋友这几个月在我这看病，都非常配合的，也很听我的话。

扎的时候，他没有哭。

因为他很明显地感觉到腹部不痛了。

仅行针十几秒就拔了。

小孩的针感特别敏锐，得气感也非常好，随拨随应。

马上就见效了。

但是回家后，当晚，又开始腹痛腹胀。

就马上去住院了。

诊为肠系膜淋巴结炎，住院期间排查过敏源。

这是事后几天，家长跟我反馈的，很诚恳。

说：不关范医生的医术水平问题，是他家孩子有很严重的牛奶过敏，是住院后查出来的。

只要一喝牛奶，就引起肠炎。

当天针后，晚上，他还是喝了牛奶，就再次引起腹痛腹胀。

确实，是有这种对牛奶严重过敏的人，后来，家长给孩子换了深度水解奶粉后，才慢慢缓解，又移时一年，连水解奶粉亦过敏，最终断奶。

我在临床中，碰到过的最严重的一个牛奶过敏患者，是一位马来西亚华侨的孩子。

她在就诊时，跟我强调她的孩子牛奶过敏。

过敏到什么程度？

只要有牛奶滴到小孩的皮肤上，那片皮肤马上就红肿热痛。

当时我听完，心中一片讶然，把这个事儿，深深地刻在脑中。

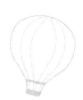

呕吐与腹泻，经常出现的"拦路虎"

　　暑假，幼儿园小朋友放假，各自四散。等开学的时候聚到一个班上，这个从北方带点病毒，这个从南方带点病毒，这个从东方带点病毒，这个从西方带点病毒，我们看成是大家从天南海北带了点土回来，各自出现回到本地的相互的水土不服。

　　呕吐和腹泻都是胃肠道的一种自我保护反应。

　　对于任何一种疾病，对身体都是一种保护、一种警告、一种处罚。更多的时候是一种警告，警告你要停止一些什么东西，或者警告你周围出现一些什么危险。

　　呕吐腹泻同为消化道的两种不同反应，说明胃肠道受纳不了这个东西。

　　列举几种情况。

　　胃肠动力弱。它就是一个小破皮卡车，拉不了太多货，一旦放多一点点东西，就超载。正常的能拉一吨，它可能只能拉半吨。超载怎么办？把货搬掉。通过呕吐腹泻减轻胃肠道压力和负担。所以脾胃虚弱的人容易出现呕吐腹泻。

　　脾胃不弱，但它就是超载。以超载为主要矛盾的一个反应，载太多了，车拉不动了，必然要抛货，那就要通过呕吐腹泻。

　　生物性因素。就是异物入侵型的病毒细菌，身体受不了，自然产生呕吐腹泻。

　　胃肠道痉挛了，挤压了。比如肚子受凉了，肠道痉挛，结果吃凉的一激，胃一收缩就把饭菜挤出来了，不是拉就是吐。

　　我们最常见的呕吐和腹泻就是胃肠动力不足造成的，或者是细菌感染，或者是食积超载这些。胃肠动力不足这种，我们一般归为脾气虚，更严重点脾肾阳虚。超载就是食积，有痰湿了。最后不管是病毒还是细菌感染，大多以湿为主，到了夏天初秋以湿热为多见，深秋天气变凉，以寒湿为多见。

针对不同情况，我们就使用不同药物。夏秋之间，我们遇到的消化道感染大多用半夏泻心汤加减可以治。初秋出现的湿热呕吐腹泻，喷射状的，我们还可以用半夏泻心汤，湿热太重了可以合甘露消毒丹。

先看天气属于热还是凉。如果天气热，考虑湿热多一点。

如果人脸色通红，皮肤黏黏的、湿湿的、热热的，舌头是红的，眼睛是红的，眼屎分泌物多，火腾腾的、热热的，那就是偏湿热。

然后看排泄物和呕吐物，呕出来、拉出来的东西酸臭酸臭的，肛门热热的，这就是湿热为主。看天看人，看呕吐物看排泄物，我们就可以判断是否为湿热。

湿热型怎么办呢？不会用半夏泻心汤、甘露消毒丹、葛根芩连汤这些，我们就找点中成药来用。比如黄连素，加味香连丸，或草药中的马齿苋、积雪草。马齿苋就是广东这边的野菜，叫老鼠耳。老鼠耳对病毒有一种特别的抑制作用。朱仁康老前辈用马齿苋治疗疣。积雪草就是广东人说的雷公根、崩大碗，对治疗湿热的肠道感染比较好。

呕吐、腹泻的时候要注意的是，吃药不能大口喝。胃肠道已经往外排了，再进东西，它才不给你分好坏呢，直接排出去。所以一大口的话会呕吐，要一小口一小口地润，慢慢咽进去，千万不要贪多，消化道感染的时候注意这一点。

我们再看看寒湿型，天凉了。看人脸色不红偏黯，嘴唇偏白，皮肤凉，出汗也是湿冷，那就是偏寒。

再看排泄物，呕出来清稀没味道，以水为主，拉也是以水为主，清汤一样，肛门也不红不热的，舌头也是淡淡的没什么血色，这就是寒湿为主。

那寒湿怎么处理呢？

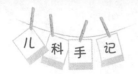

　　我常用的就是平胃散、藿香正气散，还有胃苓汤。但是因为呕吐腹泻丢失了很多水分，有些利尿的药物要少用，脱水容易出现危险的。

　　不会用汤药怎么办呢？可以用一碗米汤，热热的米汤一点一点地喂，补充电解质，然后再咽一个附子理中丸，温中散寒的。这就是我平时临床遇到这些问题的处理方法。

　　还有一个就是食积，就用保和丸。

　　所以出门备些什么好啊？就是我常说的那些三板斧，加味香连丸，附子理中丸，藿香正气散，还有保和丸这些，先用这个应付一下，完了再找医生来处理。

　　这个时候不管是疱疹性咽峡炎，还是手足口病、诺如病毒、轮状病毒，在中医看来没有很明显的界限。中医不是根据哪种病毒用药，是根据反应的证型来施药，是湿热还是寒湿，最后用起来，对同一病毒可能是完全不同的方法。所以不管哪种问题出现，腹泻也好呕吐也好，我们一定要自己分辨它的症状，而不是光拿着化验单看是什么感染。

　　我们看喉咙红不红、肿不肿，舌质是淡的还是红的，寒热要分清楚，再用药，效果就不一样了。

棘手的便秘

便秘是临床常见的复杂症状，而不是一种疾病，主要是指排便次数减少、粪便量减少、粪便干结、排便费力等。必须结合粪便的性状、本人平时排便习惯和排便有无困难做出有无便秘的判断。比如大便一天几次？几天一次？大便干硬燥结？大便溏湿稀烂？排不出便，有没有痛苦感？排便时，肛门热不热？

正常的大便是香蕉状，非常容易痛快地拉出来，特点是颜色黄，长条，松软——黄长松。对于很多人来讲，都是可遇不可求。自己想一想有多久没有这样的大便了？很多人都没有留意，可往往都是这些身体异常被无视了，才会错过最佳的干预时期。

异常的大便一般有这几种。

第一种，最烂的水样大便——寒或寒湿。

第二种，黏稠样大便，带点灼热感——湿热。

第三种，前段硬的，后面溏稀的——脾虚。

第四种，松松垮垮散装的大便——脾气虚。

最后一种，就是今天要讲的主题——硬硬的，就像黑色汤圆的大便，砸到马桶咚咚响的那种——可以是阳秘（热），可以是阴结（寒）。

有没有想过这种硬硬的大便是怎么来的？你们认为是由于什么原因引起的这种便秘呢？是太多痰湿？肠道蠕动不行？或是气虚？

我认为有两点：第一个是太热，把大便烤干了，第二个就是因为人体水分少。这两个是很多人认为的便秘原因。

只要认为是这两个原因，我们就能做出相应的措施：比如说是热造成便秘，会去做什么事呢？吃凉的东西，比如寒凉的水果、冰冷的雪糕冰

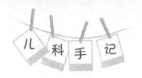
棍、榨的黄瓜汁，晨起喝大杯冷水，或自行吃些减肥的泻下药等。他们希望通过凉的方法解决热导致的便秘。一开始可能会有效果，往后就不一定了。

还一种认为是水分少了导致便秘，他们就会一天喝八杯水，不停喝水，可是他依然便秘。

为什么？

当然也有人考虑肠道蠕动问题，如果是蠕动问题的话，那就吃党参补气去推动它，可是越吃越便秘。这究竟怎么一回事呢？大家思考一下，不要仅仅听我一面之词，发挥自己的主观能动性，只有自己想明白想透了，才会改变内心深处一些根深蒂固的错误观念，才会改变潜意识里一些洗脑催眠信息。我们做的已经错了，为什么还要错下去，导致一些顽固便秘？

一个理论我们要检验它是否正确，首先看它是不是能指导实践。如果是热导致便秘，水分少导致便秘，我们实践的时候应该是成功的，而不会导致反复的、顽固性的便秘。

有些人讲到痰湿这个原因，这个因素我们是可以考虑的。肠道里面有非常多脂肪，肠系膜周边到处都是脂肪，脂肪有很强大的保温作用，肠道非常热，粪便会被烤干，同时这些脂肪占满腹腔，肠道蠕动的空间被挤压，它蠕动得少，粪便在肠道停留的时间长，水分的重吸收会增加，粪便水分越来越少，它就会越来越硬，等到排出的时候就变成驴粪蛋子一样的东西，掉下来铿铿响。

便秘一个很大的原因就是我刚才说的脂肪痰湿，但不是根本原因。根本原因是——为什么会产生痰湿？我们不要光顾着痰湿这个病理产物，要想象痰湿是怎么来的？脂肪怎么来的？就是之前粪便排不出去，肠蠕动不足，吸收增加了，脂肪就堆积了。

其实归根结底就是——肠蠕动不足，是脾阳虚、肾阳虚，也是我们常说的脾胃虚寒。

为什么我强调的是阳虚而不是阴虚呢？人体是一个耗散系统，能量是不停往外辐射的，我们的阳气永远处于往外耗散的过程。那么我们就要填补阳气，什么时候填补能超过耗散的速度？你想想肠道不蠕动，吃进去的东西依然在吸收，吸收的是营养物质，蛋白质脂肪等，吸收了排不出去变成脂肪，凝结在腹腔系膜上，起到保温作用，这是一个恶性循环。再想一想，大便停留时间长，会产生垃圾，无法排出的垃圾会体现在皮肤上，比如青春痘、暗斑。

关于肠道不蠕动的问题，2009 年在广州时，我有一个失败的病例。

一个 80 多岁的老太太，星海学院退休的大提琴教授，有保姆照顾，既往有严重的糖尿病，每天最苦恼的问题是大便拉不出，都是那种砸马桶的大便。我给她治疗的时候用很多通便药物，当时我理论水平还没有达到今天的高度——也不是说我现在多厉害，只是观念改一小步，治疗方法可能是迈进一大步。

后来实在没办法只能用泻药，用芒硝冲水喝，非常难喝的药，大便能通，但这是泻，人会有脱水，会有点晕。我也用过针灸推拿，艾灸腹部，各种方法试过没有效。糖尿病到了后期阳虚的时候，有种说法就是久了会神经麻痹，同事们认为她是肠麻痹，肠不蠕动。若今天来给她开药的话，觉得还是能够成功给她通大便的，这已经不是气虚的问题，而是进一步的肾阳虚问题（应该还有肾精亏）。

阴邪就是块冰山，冰块在肠道，肠道是因为寒才不蠕动，我们想办法把冰块化了，用阳气来化。这就是温阳通便。用什么药？乌梅丸。

乌梅丸条文里面没有说治便秘，相反，它是治疗腹泻的，当然也可能有相关的治疗经验文献我没看到，但我是误打误撞用了这个药后，大便变得通畅了，才开始思考这个问题。乌梅丸可以温三阴虚寒，所有寒邪寒到极点的时候，就靠乌梅丸温了，基本上五脏六腑相对应的热药都在里面。乌梅丸是一张方子，但是因为每个人症状不一样，里面药的比重也不一样，或者说要不要加理气的药，要不要加健脾的药，都会不一样。它是个基础的方子，打底的方子。大家不要随便直接服用原方，因人而异，要加减。

为什么便秘有阳虚？再回想病因，胃肠道蠕动为什么减弱，大部分

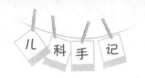

原因就是我们一些不健康不正常的饮食状态，把胃肠道蠕动的功能给冷却了。我们只要改正一些不正确的饮食习惯，就能够把便秘的症状慢慢改善。

这种病人，除了夏天偶尔吃一下水果，其他时间尽量少吃。不要随便吃冷的，不要随便吃生的东西，绿茶要少喝，保持胃肠道饥饿感，肠在蠕动，东西就能排出去。不要吃太肥，也不要吃太甜，胃肠消化不了它会累，累了就不动。也不要去药店乱买通便药。

便秘为什么可以不是上火？难道就没有上火的原因吗？不是没有。大部分人一开始上火就自行用清热的药清掉了，看看你的清单——三黄片、麻仁润肠丸。

过用清热的药，最后会抑制胃肠蠕动，就慢慢反复便秘。反复地用凉药，反复抑制胃肠道蠕动，形成恶性循环，很可能一开始是热的便秘，后来治疗过度，变成了习惯性便秘，这个治疗包括饮食上的食疗——过食瓜果，或者凉药灌肠等。

我常用的治疗方法有以下几种。

第一种，如果你只是热性便秘，伴有很臭的口气，头面部偏红，人很亢奋，甚至入睡困难，眼屎多，眼通红，口干舌燥，小便黄赤等上火症状，每天大便又干又硬，肛门还撑裂带血。这种的话，我通常直接上泻药，生大黄10g泡开水，喝上一碗就可以通了，但是通完了呢？如果是有阴亏呢？那就用增液汤，生地黄、玄参、麦冬各30g，加上通腑气的枳壳15g、厚朴10g，基本上就通了，再用麦冬泡水养几天阴，注意一段时间饮食，不要吃过多的牛羊肉以及烟酒，慢慢就好了。而且这种便秘单吃保和丸也有作用，最后建议以沙参麦冬汤滋养阳明之津液，可以润肠通便。

第二种，如果你只是寒性便结，虽然有点口臭，但不是很严重，人没有精神，面色苍白，睡不醒，不想喝水，小便又清又长，还夜尿，大便虽然几天不来，但是腹中无所苦，不觉得难受，大便时，可能肛门还会脱出。这就是虚寒症状，这种便结，一定要记住了，不要再吃瓜果去通便，再别用寒凉食物与药物了。

阴结药物上的处理，我分几种：

偏气虚的，我就用生脉饮＋枳壳、厚朴＋火麻仁，或八珍汤＋五仁丸；偏肾精亏的，腰酸痛、板硬怕冷，我就用济川煎＋枳壳、厚朴；偏三阴虚寒的，连指关节都冷的，我就用乌梅丸＋枳壳、厚朴＋肉苁蓉。

我曾经治过一个棘手的病案，患儿之前两三天才排一次，每次都拉得很痛苦。痛苦到每次用开塞露都不行，得用手指去抠。搞得小朋友对排便很恐惧，每次大便都要哭得撕心裂肺。肛门经常撑裂出血，有些地方感染了之后，还有些轻微的化脓。当找我看的时候，这个小朋友是几个月大的月龄吧，很小。舌质是淡嫩的，一看就知道是脾虚的舌象，但是他有花剥苔，有地图舌。

这表示什么呢？他有阴虚。是哪里的阴虚呢？这位小朋友有先天性的心脏病，但不是很严重，想要去做手术吧，这个严重便秘的问题不解决的话，家长不敢带去做手术。所以呢，我就花了三个月时间把这个便秘调好。

他当时就只有一个很典型的症状——地图舌，舌质不是红的，是淡嫩的，有剥苔。剥苔的周围还有一些白苔，腻苔，所以判断是阴虚，还兼有湿。我用了什么治疗呢？先卖个关子。

便秘，这个概念，大家清楚吗？

便秘是指排便次数减少，同时排便困难、粪便干结。正常人每天排便1～2次或2～3天排便1次，便秘患者每周排便少于2次，并且排便费力，粪质硬结、量少（这一条，指大便干结而难排出）。

习惯性便秘，又称功能性便秘，是指每周排便少于3次，或排便经常感到困难（这一条，不包括大便干结，可以是正常香蕉便，但是排便频率降低）。我的理解就是屎郁。就我临床而言，碰到的有几大类。

第一，上火了。真热着了，火重，把肠烤干了，往往有上火的表现，如口干舌燥，咽干，面目通红，烦躁不安，这种直接泻火就行了，比如，大黄泡水喝，三黄片，大承气汤，番泻叶，都可以。

第二，大肠津亏。以干燥为特点，口干，咽干，皮肤干，不太上火，

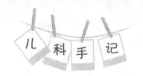

不烦躁，这种我都用增液汤加枳实、厚朴为主，五仁丸也用。

第三，湿阻。这个非常常见，就是湿气阻碍了脾升胃降，多伴有厚腻苔，口酸臭，我多用三仁汤加些行气药，如枳壳、厚朴、槟榔。

还有肾精亏的，用济川煎之类。

最后，我讲一个最多的，就是脾虚便秘。脾主运化，脾也生营卫，一身之津液都要通过脾从食物中吸收转化过来，包括肠之津液。脾虚，也会肠燥。

其实之前我的认识一直比较局限，健脾通常就只考虑到脾气、脾阳的问题，都是用四君子汤、六君子汤、小建中汤等这些，针对气虚很有效，气虚了，不能推动脾的蠕动，屎块停留时间过长，由于重吸收的作用，屎块自然会干燥。气虚极了，肠子不重吸收，也不怎么蠕动，直接可能肠麻痹。这种情况重用生白术，通便非常快。

回过头来，说说我治的这位小朋友。他是脾虚没错，这个孩子舌质非常淡嫩，流的口水清。我给他用健脾的药，用一些什么太子参、白术、茯苓这些都这不行，反而会加重便秘。特别是白术，本来能够运肠通便，但是对于这种脾阴不足的话，他还是偏燥性。那我选择了什么呢？

最后选择药食同源的药。山药、扁豆、薏苡仁、芡实、莲子，这五种药，都是食材，可以当饭菜吃，但同时它们也是健脾药，这五味药侧重在滋脾阴，而非脾阳。

光五味药是不够的。肠子长久不动，还要行气。我没有用很重、很厉害的药，用的是什么呢？四逆散，就是柴胡、白芍、枳壳和甘草。

用了这几味药之后，我还加了一些消食药，比如生麦芽、生谷芽、生山楂，我都用生的，不用焦，不用炒，怕燥。神曲也不敢用炒的、焦的这些。

最后我还加了什么药呢？毕竟还得治标，要解决他大肠干燥、大便干燥的问题。用什么润呢？用郁李仁、火麻仁，仁类含油性，润。如果他大便不硬的话，我就不用郁李仁、火麻仁了。对了，最后还加了通便药虎杖。虎杖，跟大黄是同一个科的，也有通便的作用，但是没有大黄那么厉害。这样一来就是一个非常好的肝脾同调的一个方子。

一方面滋脾阴，这五味滋脾阴的药健脾，补脾气，滋脾阴。然后调肝，因为木能疏土，就是木能松土块，用四逆散疏肝，把脾胃、肠给松动开，肠子松了，燥屎好滑出来。再用润肠的，郁李仁、火麻仁、虎杖。

我在这个方子的基础上反复加减，大概三个月后大便就很正常了。后来复诊，他的大便已经恢复了一天一次的正常状态，比之前的羊粪蛋好多了。所以便秘这个东西，你不要觉得一定是上火，不一定要用清热泻火的药。

*脾虚，也不能补错，脾也分气血阴阳。*比如脾血亏虚的，你可以用归脾汤；脾阴不足的，你就可以用刚才我说的那五味；脾气不足的，就是四君子汤之类的；脾阳不足的，可以用理中汤之类的。气血阴阳我们要严格区分开来，不能够一味健脾，你得讲清楚是气还是血是阴还是阳，是吧？补错一定会加重症状。

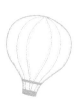

小儿流鼻血，不一定是虚证，别乱补

别看到出血，就以为是虚证，很可能是实证。

实证，机体自己出血把这个实给放了，再不放，可能就要高烧了。

最近治了不少流鼻血的小朋友。家长跟我说，明明忌口很好呀！啥上火的也没有吃，怎么就流鼻血了呢？

我竖起食指，往上指了指："咱斗不过天，日头太毒了。"夏季饮食宜清淡，别乱吃东西。有些家长，你真的忌口很好吗？

要是再补，那就肯定会接着出血。类似人说的"红汗"。出汗，不就是为了散热吗？当然了，我这不是定论。

门诊上来一个小女孩，家长说早上开始就流鼻血，一哭闹就流。

这小家伙，特别喜欢吃巧克力。巧克力多高热量啊？简直大补之品，又甜腻，直接把中焦沤湿热了，中焦湿热了会怎样？这个热就直接往上攻。我说，爱吃就吃呗。

吃了再流鼻血就来找我扎针。然后内心挣扎了一番就不吃了，三岁孩子，也会权衡利弊的。

那个时间段，从五运六气看，是丁酉年二之气，三个火啊！老天爷的火气特别大，身体又有湿热，热上加热，这热在身上，不往外透，能怎么办？不透的话，肯定会憋出内伤的，内部器官化脓都有可能。只能透，于是机体选择了出血的方式来透热。

原来，出血是为了治疗啊？机体自身可以出血，那我也可以人为造成出血。于是，我在她的耳尖、缘中、耳中、神门、脾点放了血，把她身上多余的热给泻掉了。这样，热就不会干扰血的运行，也就不会热入血络，导致出鼻血了。然后再开一点透热的、凉血的中药，基本就把这个问题解决了。

孩子回去吃完药后，开始腹痛腹泻，拉出黑色的稀便，这是湿热从大便往出排。鼻血也不再流了。

实证的血：是鲜红的，流的量多的、快的，人的精神是旺盛的、亢奋的。

虚证的血：是淡红的，渗水样的、慢的，当然也有快的，但人的精神是不足的、是萎靡的。

刚刚我讲到是湿热出鼻血，而非单纯的热。湿与热结合在一起，就像是油跟面和在一起，难解难分。治疗这个湿热病，一定要把湿与热分解开来。所以湿要往下走，热要往上透。这样治起来，会出现一种情况——湿退热出。

这四个字，是当初我仅有一次在刘英锋老师诊室跟诊时，老师随口蹦出来的词。当我听到这四个字时，心中为之一震，有一种听君四个字，胜读十年书之感。

当时有个女患者，刘老师治疗她的湿热证。我看处方，没有一味热药，她吃完了，竟然满口发了口腔溃疡，跟刘老师抱怨说这方子太热了，吃坏了。刘老师给她解释说，这是分解湿热，湿从下走了，热没有东西拉扯，自己往外透了，就会出现这个情况，让她再忍耐一周就好了。其实，这是治根的法子，熬过去，就断根了。

如果自己瞎用药去干扰热出，可能就会把这个热给封回去，又形成郁热在里了。我从刘老师那里学了四个字，学的是理，不是具体方药。回来后，我也终于明白了很多人吃药的反应是怎么一回事。

门诊给一个小女孩看湿热型的感冒咳嗽，处方如下：枇杷叶 10g，射干 10g，郁金 10g，通草 6g，淡豆豉 10g，金银花 6g，连翘 6g，炒牛蒡子 6g，马勃 3g，炒僵蚕 10g，炒谷芽 10g，神曲 10g，炒山楂 10g。

家长反馈喝完我开药后，孩子每次吃了都说好热，而且还会出汗，前一晚上九点左右喝完药，凌晨一点在床上睡着，又热醒了，但是量体温是正常的，下半夜又热了几回，换成薄一点的被子才稍微好一点。我回复

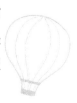

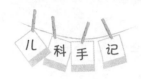

她：里面的湿热发出来就好，这是正常现象。

比如，我明明开的是透热药——银翘马勃散之类，吃了却是浑身燥热或流鼻血；

比如，我明明开的是滋阴除湿药——甘露饮之类，吃了却手足变温，恢复了性欲；

比如，我明明开的是清热化湿药——甘露消毒丹之类，吃了却会咽痛、皮肤瘙痒一日。

所以，我治疗一些流鼻血的过程中，鼻血明明止住了，第二天又会接着流。其实，这是热出的正常反应，不用紧张，只不过是透热而已，透完了，就好了。

下面，我分享一个治疗鼻血的方子——大黄黄连泻心汤。

来源：《伤寒论》。

组成：大黄 6g，黄连 3g。

用法上两味，用麻沸汤二百毫升渍之，须臾绞去滓，分两次温服。

主治心下痞，按之濡，其脉关上浮者。

《古方选注》：痞有不因下而成者，君火亢盛，不得下交于阴而为痞，按之虚者，非有形之痞，独用苦寒，便可泄却。如大黄泻营分之热，黄连泻气分之热，且大黄有攻坚破结之能，其泄痞之功即寓于泄热之内，故以大黄名其汤。以麻沸汤渍其须臾，去滓，取其气，不取其味，治虚痞不伤正气也。

《伤寒论》林亿按：大黄黄连泻心汤诸本皆二味，又后附子泻心汤，用大黄、黄连、黄芩、附子，恐是前方中亦有黄芩，后但加附子一味也。《活人书》本方有黄芩。

我用这个方子，是学了刘渡舟老前辈的经验。一般用三味药：黄连 6g，黄芩 10g，大黄 10g。

把三味药，先用凉开水，洗一洗，把水沥干，放在碗里。然后再用刚刚煮开的开水，冲泡这三味药，泡上一两分钟即可。随后把药材捞出来，待水变温了，就可以喝了。

喝了后，如果能拉一泡屎最好了。连喝上三天，这个湿热型的鼻血，应该就能暂时有所改善了。至于虚证的出血，大黄黄连泻心汤是不适用的，我一般会用归脾汤加减治疗。

主要还是要忌口，吃清淡点，吃八分饱。夏天，特别要忌甜食和湿热型水果（如榴梿、菠萝、龙眼、荔枝等）。吃多了，就用保和丸吧，保和丸里有连翘可以透透热。

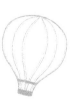

小儿包皮炎，说不出的难受

　　阴茎包皮炎，又名阴茎炎，好发于包茎或包皮过长的男孩（见图 10）。其表现为包皮充血水肿、尿道口有脓性分泌物、阴茎头红肿疼痛，有时排尿困难，甚则可转化为膀胱炎或肾盂肾炎等。常见于穿开裆裤的孩子，其病因多由于未经常清洗包皮，以致包皮囊内积垢或病菌感染刺激局部皮肤。

　　如果只是普通的红肿，没有溃疡面，医生一般不会用药，注意家庭护理就行了。如果有溃疡面，分泌物多，就需要及时就医了。

　　一般都在有尿痛和红肿时就发现。

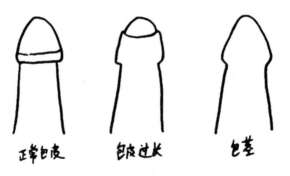

正常包皮　　包皮过长　　包茎

图 10　正常包皮、包皮过长及包茎

我们老家，把这个病叫"火炭脬"。

为什么叫火炭脬呢？你听我细细道来：

一群小伙伴们，在一起，一定会鼓捣出一点事情来。

小朋友最爱玩火，其中的一种玩法就是——火烧完了，还有余烬的时候，就会有些小男孩，对着火堆尿尿。尿液遇见高温的炭火，就会产生一股蒸腾的水汽。生殖器被这种水汽熏到后，就会发炎、红肿，像是滚烫的火炭，加之起因又是用尿液浇炭火，于是这种病，就被叫成——火炭脘。

怎么治？大人会用一种吹火筒，对着"小鸡鸡"吹凉气，然后有一部分人，就好了。不好的，会去找点青草药煮水洗，也能好。

分析一下，这是一种什么病机啊？

炭火——热。

尿液——湿。

综合起来，就是湿热。

其实，门诊上看的，大多是孩子尿布包紧了，焐热了，加上天热了，出点汗，渍点尿，这就形成了一个湿热的环境，很适合细菌生长。

还有些小朋友喜欢用手指去揪生殖器玩，手上也不知道抓什么东西，太脏了，也会造成感染。加上夏季天气淫雨潮湿，容易滋生细菌，本身就有生病的条件。

用吹火筒吹凉气，其实就是类似清热法。

用药的话，其实可以用一些清热解毒利湿的。

此前治过数例患者。初起时，家长一般注意不到，大多是发现孩子突然不愿意尿尿了，才感觉到不对劲。再问孩子，说是尿尿痛。因为怕痛，所以忍着不尿。

一般很少人会因为这个病去找中医看，我算是比较幸运吧，得家长信任，看了一次病后，就什么问题都扔给我看。

阴茎位于人体下焦，湿热又是容易下注。再结合自己小时候的经历，对这个病机的认识是极为深刻——湿热。没有疑问，针对下焦湿热，二妙散是最适合的。

尿痛这个症状，是小时候常有的事，吃上火了就尿痛。我母亲就会拔点车前草煮水给我喝，喝了就好。因此这个车前草，是清热利湿药，可以用。

我曾治过不少尿血伴有尿痛患者，爱用小蓟，发现小蓟除了能凉血止血外，对尿道的疼痛，有明显的效果。

于是，用药的基础方，就这么固定下来了。

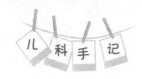

下面是一位妈妈向我求诊。

她对我比较信任，估计之前也是在公众号平台上对我考察了很久，最后才找我看的病。当时她是久咳不愈，经两诊被我治好了，从此对我信任不疑。

这次她先是微信发了消息问我能不能治，我没有正面回答她。因为，我也不知道自己到底能治什么病。我经常说我不会治病，只治证。

黄某。男，3岁1月，2016年6月9日初诊。

主诉：尿痛数日。包皮红、尿痛。纳差。脚底湿疹样疱疹、痒、渗水。大便隔天一次，硬，成条。舌淡嫩。手掌底色淡，两鱼际浮红，手心潮汗黏腻。

处方：白术30g，苍术10g，黄柏6g，小蓟10g，地榆6g，车前子10g。三剂。

2016年6月12日微信反馈，基本痊愈。

包茎指包皮口狭小，不能上翻露出阴茎头。包茎分为先天性包茎和后天性包茎。包皮内板与阴茎头表面轻度的上皮粘连被吸收，包皮退缩，阴茎头外露。若粘连未被吸收，就形成了先天性包茎。后天性包茎多继发于阴茎头包皮炎症，使包皮口形成瘢痕性挛缩。

家长若发现小儿有包茎的情况，小便时会鼓包，不要着急着去割包皮，一定要先到当地的正规的市级儿童医院泌尿科就诊。

泌尿科常会先保守治疗，用一种激素药膏，涂在包皮口上，每天涂一次，坚持一段时间，包皮口会松弛，龟头是可以慢慢翻出来的，可省去手术的痛苦。

习惯性阴部摩擦症——孩子夹裤裆

这个问题，其实挺常见的。只是出于保守的原因，都不知道如何去开口说这个问题。

这个病的主要表现是以摩擦外生殖器的习惯性动作为特征。多见于幼儿时期，女孩多见。小一点的还好，大人可以发现，稍大一点的孩子，会避开大人暗自进行。男孩会勃起，女孩则两股内收交叉，上下移擦。年龄较大的儿童，会在突出的家具或骑在玩具上活动身体，摩擦生殖器。

你要说这是什么病因？不好说。病机倒是可以推一下，无非就是相火妄动，或者肝经湿热，或者心肝肾失调。通过个病机，再回头找找病因。

什么东西可以让相火妄动（表现在心火上）？

我看大多是吃的东西不对，小小年纪，过多喝老火汤，加了些黄芪、党参、冬虫夏草、燕窝、花胶、枸杞等，古人云：离家千里，勿吃枸杞。为什么？相火上来了，老婆/老公在千里之外，如何平息相火？

还有鸡、鱼、鸽子等一些肉类食品，可能无法避免的含有一些激素，吃多了，也动了相火。

那什么东西会引起肝经湿热？肝经是绕宗筋（生殖器）的，肝有湿热，宗筋难受。我看，还是吃肥甘厚味闹的，又把孩子给惯得脾气大，一发脾气，把脾胃的湿热带到了肝经上。再说了，孩子是升发的时期，这是肝气本身的作用，上升，长高长大嘛！孩子阳常有余，容易肝热。

今天就是挑这两大类来说，这是比较常见的。

相火妄动可以用滋水清肝饮、知柏地黄丸、黄连上清丸、黄连温胆汤，最好配点保和丸。肝经湿热的，如龙胆泻肝汤、青蒿鳖甲汤（鳖甲有潜阳的作用），还是可以配点保和丸。

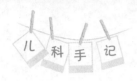

　　另外，有些女孩子提前发育，乳房上长了硬核的，这里一并也讲了。这个我治过很多了，以消瘰丸＋小柴胡汤为基础方加减使用，效果很可靠的，这个是以痰热为多见的。原因跟上面差不多，很大概率是吃的问题，别惯孩子，脾气惯大了后，肝火大，易动肝风，以后会长结节。肝风夹痰热多见。

急性扁桃体炎，我也深受其苦

对于急性扁桃体炎，我自小也是饱受其苦。

小时候家里穷，没有那么多钱去买零食吃。但我们客家人，过年时，会做一种甜点，一做就是够吃一年的分量，那就是我们的零食。这种甜点就是用炒米、花生、芝麻、糖做成的一种长条块状的"米程"，有些地方叫"米通"，喝擂茶时的佐食。

这玩意儿，我一吃多，就咽痛，一痛起来，就吃不了饭，吞口水像刀子割那么痛。回忆起来，我从来没有因为这个咽痛看过大夫。

老妈总会给我们煲点"凉水"，如绿豆煲白背（具体白背是什么，我也不知道学名叫啥），或者单煲臭屁藤。喝了就好。有时候，啥也没有喝，就自己扛好了，真是粗生粗养啊！

长大了，在我的意识里，是觉得所有的小朋友都会有这毛病的，也觉得这不是什么大毛病，反正我自己都是这么过来的。

后来学医了，发现这个病，真是高发。我经手治的扁桃体炎，大体以咽痛为主诉，部分伴有发热，局部红肿热痛或化脓。追诉病史，多有过食甜食、煎炸、辛辣或过饱，穿衣过多或盖被过厚等。

刚治这个病的时候，我多是学习蒲辅周先生的医案，用银翘马勃散为多（以辛凉透热），初起的，效果是真心好。有时也合上升降散，都是初期时用。咽痛重的，再加板蓝根、山豆根。山豆根不能久用，这药太寒，用久了会头晕。

后来，慢慢治得多了，再遇到一些热更重的，化脓的，我就在用银翘马勃散的同时，合上五味消毒饮，效果也不错，但仍然是寒凉药，中病即止（以辛凉透热合苦寒清热）。

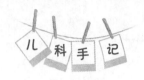

　　再后来，慢慢地，又遇到一些，是有咽痛的，但是他咽不红、即便肿也不痛，这个肯定是寒化了。我就学习了范文甫先生的家藏方——麻黄附子细辛汤变方。这种多有寒包火的，单用麻附细，还是不行，用药需要灵活（虽是辛温，却是透热的作用，把外层的寒给祛掉，里面包着的热，就透出来了）。再后期发展下去，有点卡他症状的，咽痛，红肿，伴有清嗓咳痰的，就再合用上焦宣痹汤。

　　对于急性扁桃体炎，我大体就是这个思路，*以透热为主*。无论如何，方子的用药是以动为主，不能太静，这样治起来，还是很趁手的。有不少合并有食积的，基本上我是加用保和丸了。

中耳炎，最容易被误诊

有一整年，我治过五六次的中耳炎。其中有两个小朋友，一年内犯了两次。当他们的母亲满怀期望地找上我时，其实我是傻眼的。因为我没有治过，而且坊间把这个病传言得太过可怕了，说这个病怎么怎么恐怖。于是，未接诊，我就先怵了。

我这个人，有个臭毛病，有时候，就是不管网络上怎么介绍这个病，或者书本上怎么介绍这个病，通通不理会，我就自己观察。

这个病，无论是寒的人，还是热的人，他们的耳朵，通常都十分痛，痛不可触，最后会流水或脓出来。同时一般伴有发热（我们中医人，不应该被体温的高低来影响我们对寒热的判断）。

这些小朋友，在发病前，可能就有鼻炎，经常流鼻涕，但他们不会擤，有时吸进去。然后有一天，就开始耳朵痛，痛不可触，哭天抢地。当妈的一听孩子哭，那个心揪成什么样，大家深有体会，那肯定是六神无主了。

第一例中耳炎患者找上我时，我是误诊了。当时我没有留意到耳朵的痛，只关注到高烧，于是就按普通的感冒来治。说实话，我当时很得意的，一用药，烧就退下来了。可是，打脸也很快，不到 12 个小时，重新高热，而且热度更高。

小朋友的外婆不再信任我，马上带去五官科，清理了脓水，用上了抗生素。很快就好了。

这次，我是失败的。

后来我检讨自己的得失。爱人也跟我一起讨论我的处事风格，说我不够虚心也不够细心。然后，她说了她小时候得过几次中耳炎，其他大夫是

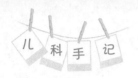

怎么治她的耳朵的。

首先，大夫先用过氧化氢清洗她的耳朵，耳朵里面一阵噼里啪啦的声响，响完后，自行侧头，把过氧化氢倒出来。然后，再往里面滴点泰利必妥滴眼液（注意，是滴眼液，不是滴耳液，就是氧氟沙星滴眼液，她比较过，发现只有这一款效果比较好）。每天一到三次的治疗，几天就好了。

我就借鉴了这个法子，再有患者来，我就开点温病方子，让家长自行到药店买过氧化氢和滴眼液，效果也还可以。但是用了第三次后，我就觉得有点不妥了，哪里不妥？

我是一个中医，用着西药（并非排斥西药），总感觉哪里怪怪的，有点违和感。

于是我就请教同行，有什么治中耳炎的特效药？

有人推荐用鹿角霜打粉撒到耳朵里；有人推荐用大黄打粉撒到耳朵里；有人推荐龙胆草煮浓汁滴到耳朵里；就是没有人告诉我怎么用中药内服。

我急了，就自己翻书，翻谁的？我觉得这种发热病，应该跟温病学关系密切，于是我就翻《临证指南医案》里面关于治耳朵的病案。

里面有十几例之多，我把每一例的用药，全抄下来。一例一例地排列对比。发现有三味药，出现的频率最高。哪三味药呢？菊花、苦丁茶、荷叶或荷梗。我当时就觉得，这三味，应该算是专病专药了吧？

于是，后面再来的两个患者，我就在辨证的基础上，加了这三味药。别说，效果真心不错。所以，拿出来给大家参考一下。

　　　　曾某，男，6岁，2015年12月7日就诊。

　　　　主诉：右耳痛1天，痛不可触。

　　　　现病史：鼻塞、晨起咳白痰、低热。咽不红不痛。口张大一点即干呕。舌淡嫩苔薄水滑，脉未诊，手掌湿凉。

　　　　我诊断为外感风寒，郁而化火，并没有马上从少阳经考虑用药。

　　　　处方：桂枝6g，白芍6g，炙甘草3g，生姜6g，大枣10g，厚朴

6g，杏仁 6g，野菊花 5g，柴胡 5g，荷叶 5g，白术 30g，枳壳 10g。五剂，日一剂。4 ~ 5 碗水，泡 2 ~ 4 小时，直接大火煮开，小火再煮 10 ~ 15 分钟，分 2 ~ 3 次，24 小时喝完，不煮二遍。

桂枝加厚朴杏子汤解外风寒兼宣肺止咳。野菊花、柴胡、荷叶解少阳郁火（并未用菊花，而用野菊花，解毒更强一点）。白术用来运脾化湿，枳壳降胃泄热。

2015 年 12 月 11 日：服药后第二天，疼痛加剧（应该是桂枝太热，也可能病情发展太快）。小儿母亲在他的耳根后用嘴去吸瘀。第三天，症状消除，亦不发热。

她的邻居说："你这当妈的，也太大胆了，中耳炎都敢去看中医。"

我搞不清楚是吃药好的，还是吸瘀好的，总之好了。

之前还有一例，是单纯吃中药好的，可惜当初没有记录下来。

这是一个失败的案例，我不怕厚脸皮贴出来，其实并没有太多的经验可以借鉴。从现在的角度来看，是不值得学习的，不过也可以用来作反面教材。换作现在的认识，是绝对不会这样用药了。当时胆子还是小了点，应该直接用上少阳经的药就好了。

桂枝汤加厚朴杏子，是我比较常用来祛寒止咳的方子。别的孩子适不适用我不知道，但是这个小朋友，我是在这个基础方上，再加上野菊花、柴胡、荷叶来治的。因为我们医馆没有苦丁茶，实在想不到什么可能替代的药。想着耳朵在人身之侧部，属少阳，于是用了柴胡。如果换到今天，我可能会用龙胆草来代替。

到今天再看，其实少阳、阳明合湿热居多。常用的方子，以甘露消毒丹、蒿芩清胆汤、清上防风汤、八味大发散等为主，再根据风寒热湿毒之比例不同而加减使用，也还理想。适用于桂枝的，还是比较少。

从教材的角度看，中耳炎并没有特别对应的病名。也就只有脓耳一病，可对应的也只是化脓性中耳炎，分三型。

第一型：肝胆火盛、邪热外侵。起病急，耳内疼痛，越来越痛，甚至

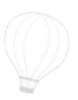

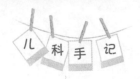

流浊脓，味腥臭，局部检查可见耳膜鲜红等实热体现。全身有发热恶寒、头痛、鼻塞流涕或口苦咽干，小便黄赤，大便秘结，舌红苔黄，脉弦数等。现在看，是急性中耳炎的样子。用方：蔓荆子散加减。

第二型：脾虚湿困、上犯耳窍。耳内流脓，经年累月，时轻时重，脓量多清稀，味不大，还伴有一些脾虚的表现，头晕头重，倦怠乏力，纳少腹胀，大便时溏，舌淡苔白，脉细缓无力。这无疑就是慢性化脓性中耳炎。用方：托里消毒散加减。

第三型：肾元亏损、邪毒停聚。耳内流脓，日久不愈，或时流时止，止而复流。跟第二型有点相似的。不同的是脓汁的表现，脓量不多，或污秽或成块状或如豆腐渣样，并有臭味，听力减退多较明显，还兼有肾虚的表现，头晕神疲，腰膝酸软，遗精早泄，脉细弱。用方：阴虚型用知柏地黄丸加减，阳虚型用桂附地黄丸加减。唉，以前我还是轻视了教材，要吋吋复习才行。

鱼鳞病，出汗是关键

先分享一个病案，本例鱼鳞病病案充分说明了汗出太多不行，不出汗也不行。

本患者在皮肤科诊治，诊断为鱼鳞病，也有医生诊断为干燥性湿疹。

我治疗了大概十来天，皮肤已经好了三分之一。患者一开始不仅仅是四肢，除了头面部其他大部分部位都是这样一种厚厚一层壳一样，就像鱼鳞一样的皮肤，非常粗糙。身体上的皮肤非常干燥，感觉不到有汗水出来，同时伴有皮肤瘙痒，有很多抓痕和细小血痂。

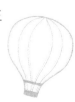

微信扫描二维码
查看治疗效果

最初的时候，我给他记录成是肌肤甲错，认为是瘀血。

什么叫作肌肤甲错？就是皮肤像古代占卜烧裂的龟甲一样的纵横交错。按照内科学或者中医诊断学所学到的内容，肌肤甲错基本上是瘀血造成，要用活血化瘀的药。这个小朋友一开始用的活血化瘀的药，以桂枝茯苓丸为主，用了十来天，结果一点效果也没有。适逢过年，治疗就此中断。过年期间，我也在充电，在家查阅相关的书籍。

等到过完年后，已经有点把握了，就是用发汗法。我认为这个小朋友的病症应该是和汗出不透有关。然后我参考了李士懋先生的思路，给这个小朋友开了一个专门出汗的处方，就是用麻桂各半汤，即麻黄汤一半，桂枝汤一半，然后合上我的经验用药，白术、枳壳这些药。吃完药，一定要这个小朋友每天都出汗，等汗出到一定程度的时候，皮肤就慢慢恢复正常，变得光滑。出的汗不能多，微微出汗，不伤人正气。

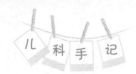

微信扫描二维码
查看治疗效果

整个治疗过程用了大概一个多月，皮肤状况有了极大改善。

处方：麻黄 4g，桂枝 6g，苦杏仁 4g，白芍 6g，炙甘草 3g，红枣 4g，生姜 4g，白术 30g，枳壳 10g。

这个是当时的处方。这个小朋友皮肤为什么会出现这种情况，为什么用发汗的方法能把他这个皮肤病治好呢？

根据病史，孩子妈妈说孩子大概一两岁开始出现湿疹，曾用止痒药膏，可能含有激素，封在皮肤表层，慢慢地皮肤就一层壳一样了。此后我很认真地看他的舌象，确实没有瘀象，舌淡嫩水滑苔薄，于是就大胆用发汗法。

当时我的想法是一定要搞好它。不是因为要挑战这个疾病，而是因为我觉得不想让这个小朋友在童年留下不好的回忆，觉得自己跟其他小朋友不一样。可能大家觉得我说这样的话有点矫情，但是我心里真的是这样想的。就抱着这个信念，到处查找资料，只要藏书里面有关于发汗的方法，就看。看完之后，年初开工没多久，就给他用这个方子，就这么吃了一个月。当看到他皮肤慢慢变嫩的时候，那种成就感是没有任何东西能替代的。当时看完后，我就觉得松了一口气，好像完成任务一样。虽然别人没有给我这么大的压力，但却觉得非常开心，是花钱都买不来的开心。

我要提醒一下各位家长，孩子身上出湿疹的时候大多是湿邪往外冒，要把湿气散出去，不要轻易盲目地中断这个过程。

汗要正常出才行，补充一下，包括喉痛、咽痛、咳嗽、腹泻，也不要轻易中止。喉咙一痛就去贸然中止，久了之后就会变成肥大了，老是这样压下去，最后就会喉咙肿大，扁桃体肿大。

不仅是出汗的过程，所有身体往外发的过程都不要随便终止。如发汗、发湿疹、发荨麻疹、喉咙痛、咳嗽咳痰，包括一些腹泻也可以当成发。

正常的往外发，我们不要随便去终止，只有极度的发过头了，我们才要终止，然后治疗它。

如果是成年人出现这种皮肤，很多就不仅是汗出不畅的原因了，还可能伴有血分的问题，成年人要复杂一点。

但不管是孩子也好，成年人也好，出汗这个过程不要随便终止。特别是晚上或者夏天的时候，大家如果把空调开得太冷，终止出汗，湿气就积蓄到身体里了，久了就养成病了。

不是不要开空调，是不要突然从很热的环境进入一个很冷的环境。这样毛孔会马上收缩封闭。毛孔正处于一个发汗的过程，突然收缩，终止了这个过程，就会造成疾病。

但是如果在外面把汗出完了，就像高压锅阀门打开了，慢慢把气放完了，这时候进入空调房间是没有事的。所以，是可以开空调的，关键是怎么开。

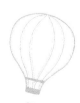

多动症、自闭症、抽动症，放开手脚，也有效果

几年来，也陆陆续续接诊过这些病例，坦白讲，一接诊，就说我不会治这些病。但久了，会慢慢地观察总结这些病的病机，也就慢慢地有了相应的处理方法。疗程久了，就总结出一些疗效来，也就不再被一些固有的观念所束缚。

我治过的这三个病，都是别的医院专业医生诊断过的，到我这里来试试运气。所以说，谈不上是什么心得体会，只能说是一点浅见。

一、风象——多动症

常见的症状包括注意缺陷、活动过多、行为冲动、学习困难、神经系统发育异常、品行障碍等。怎么也停不来，猴子似的，在中医看来，就是一个风象，像风一样。

因此，我们要探讨，这个风是怎么来的？

它来的途径可以很多，外感内伤都行。这个风，很多时候，是由热生出来的。那热又是怎么来的？阴虚可以生热，再生风，或者，直接阴虚生风。

痰可以生热，湿可以生热，最后热可以生风。

生气了，气会郁，气郁可以生热，热可以生风。

外感寒湿，可以产生湿，湿郁久而化热，热久又伤阴，阴虚又生风。

所以，我们不能见到多动，就用镇肝息风的药，见风治风，是下乘治法。

一定要追究动风的原因，这个才是关键。阴虚可以用三甲复脉汤这类；痰可以温胆汤这类；湿热可以用三仁汤、甘露消毒丹、加减清气饮、

杏仁滑石汤、杏仁汤这些；气郁可以用四逆散、逍遥散这些；外感的方就更多了。

二、郁闭——自闭症

儿童孤独症是广泛性发育障碍的一种亚型，以男性多见，起病于婴幼儿期，主要表现为不同程度的言语发育障碍、人际交往障碍、兴趣狭窄和行为方式刻板。实在地说，现在官方的说法，都是外星人一样，世界性难题。

2005年实习时，接触过这类患者，行为很刻板，来就诊的路上，花坛上拉过一次屎，每次复诊，路过花坛，就还要去蹲一下。无法对话，叫他像听不见一样。讲真，那会儿之后的近十年，我觉得这个病，没得搞。看到很多被拖垮的家庭，我也很心痛，但是又无能为力。

后来，我就开始慢慢琢磨，去思考这个病了。这个病的病机，主要是一个"闭"字。换成中医的角度看，就是一个"郁"，被封闭了。那我们就要探讨一下，这个郁是怎么来的。一样，可以是外感，可以是内伤。先说内伤吧！前阵子，在网上看过一篇论文，说是怀孕时吃叶酸，会增加胎儿自闭症的概率。

在美国时间2017年5月14日结束的国际自闭症科研大会（IMFAR）上，来自约翰霍普金斯医学院公共健康学院的科研小组报道，新生儿母亲血液中同时存在高含量的叶酸和维生素 B_{12}（VB_{12}）时，新生儿患自闭症的风险提高了17倍。

这个是爆炸性的新闻了。天然叶酸广泛存在于动植物类食品中，尤以酵母、肝及绿叶蔬菜中含量比较多。从这个角度看，可以推测，叶酸以寒湿为主。湿邪容易郁闭心包，心包受阻，心神出入就有问题，这个就是一个内伤产生的湿闭。在出生之前就给闭了。

语言、思想、眼神，向内接收、向外表达是否顺畅，反映着阳气（神的部分）的通路是否有阻碍，湿是最容易闭阻心神的。所以，一定要把湿的来路找出来，从哪来的。

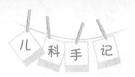

是不是吃的肥甘厚味瓜果生冷多，还是居住环境太过潮湿阴暗。另外，是不是用过镇静类的药物，把心神压进去了。特别很小的时候，发热、高热惊厥用了过多的苦寒药，形成一道寒墙湿墙，把热压进去了。药，也可以成为药邪。

自闭症，除了闭之外，还有一个闭之后的郁热，有躁的一面，会一边打妈妈又一边抱着妈妈哭。热久了，一样也会有动风的表现，抽动。

所以治这个病，一方面，要把热透出来，另一方面，要把郁给解开。逻辑，一定要有次序。那么治起来，就一样，要见病知源，要探到源头，就有思路了。

透热，可以用栀子豉汤、升降散等；

养阴，可以用百合地黄汤、三甲复脉汤等；

安抚，可以用甘麦大枣汤、四逆散等；

化湿，可以用藿香、佩兰、菖蒲、豆蔻、枇杷叶等。

可以选用的方药很多，在不同的时期，用不同的方法，没有固定方药。

另外还有一种，就是在娘胎中先天不足，大脑发育不好，这个补奇经，要用血肉有情之品，如鱼胶、鹿角胶、龟甲胶这些。

还有生产时的产伤也可以造成这种问题，说实话，很难治。

三、动风——短暂性抽动障碍

抽动症指以不自主的突然的多发性抽动及在抽动同时伴有暴发性发声和秽语为主要表现的抽动障碍。男性多见，大部分患者于 4～12 岁起病。患者常存在多种共病情况，如注意缺陷多动障碍（ADHD）、强迫障碍（OCD）、行为问题等。

这个病，我算治得比较多了。它的病机跟多动症有点类似。实话说，这三个病，可以同时出现在一个人身上，都有相似的病机，动风。一样要探究，这个风从哪里来。最常见的就是吃的甜食类、水果类多，以湿邪多见，最后湿郁，化热，热久了，生的风。治这个，一定要从痰、湿入手。抽动，是在痰、湿、热之后出现的，而过食滋腻（包括补品，连补钙都算）是在痰、湿、热之前出现的。只要解开了这个结，这个病才可能治好。

我本篇所讲都是思路为主，这些病治起来，疗程长，变数多，疗效也不稳定，但并不是绝对完全没有希望治愈的。可是我又不能盲目给家属以十足的信心，这些病，我都还在研究的路上。我在想着，或许可以结合针灸的方法，一起治疗。

总之，不要被病名束缚，充分发挥自己的独立思考能力，辨证论治，也许就有看到奇迹的一天。

四、病案分享

某男，4岁，初诊时间：2018年7月23日。

一个经其他医院诊为自闭症的患儿，4岁仍不能习得普通话，常自言自语，不与人对视，常打妈妈，脾气急躁，经中药调理月余后，开始能与我用普通话问答，沟通能力加强。上周就诊时，母亲诉有反复，我开药后，没多久，又领回来，说当天开始打人了，我看着他打妈妈、挠妈妈。

我说现在怎么办？药也不可能马上就灌下去，扎针吧。

四个人，按着，给扎了合谷、太冲，他拼命反抗。

扎完后，不停地说话，扭动，我让护士和家长不停安抚他，必须留针，慢慢地情绪稳定下来，我接着看诊，看了几个患者后，他就睡着了，睡了大半小时，醒来我让起针，起完针，又睡过去了，下班了还在睡，我让大家别叫醒他，让睡到自然醒。又睡了一个多小时，醒来后，情绪稳定地跟我说再见。

再次复诊，家长反馈，病情明显缓解，不再打人，第一次跟他奶奶说普通话，上跆拳道课教练也说前所未有地听话配合，而且当天主动要求针灸，非常配合。

这类神志病，可能针灸的效果，要比吃药更显著。

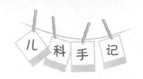

再分享一例比较特别的病例。

我的一个老患者，小男孩，10 岁。

什么病呢？就是一直反复发热，烧了三天。

来看病的时候，有气无力，一坐诊室，就趴在桌子上，叫他抬起头来，也是表情淡漠。他母亲交代，三天前发热，伴呕吐，又腹泻。当下仍在发热。

除了这个，学校老师说，白天在学校好好上着课，他突然就钻到桌子底下，说是很晒，躲太阳。

老师让送了回来。回到家吧，晚上做作业的时候，又说桌上有蛇，很害怕。睡觉时，听到水龙头滴水，就说水龙头在说话。家长被吓得不轻。

初诊：2018 年 12 月 28 日。主诉：反复发热三天。三前天初起时，伴呕吐，昨日伴腹泻，头痛、乏力，咳嗽，无痰，伴胡言乱语，舌鲜红苔薄，脉数。

诊断：湿温。菖蒲 10g，郁金 10g，淡竹叶 6g，连翘 10g，栀子 10g，牡丹皮 10g，竹茹 6g，枳壳 10g，法半夏 6g，胆南星 10g，天竺黄 6g，天花粉 30g，葛根 15g，玄参 15g，灯心草 3g，川木通 3g。三剂。

这是非常明显的邪陷心包，心包受热干扰，出现神智混乱。也许按照常规的说法，这是无法分清现实与虚幻的界限，精神开始分裂。或者会被当成脑膜炎去治吗？毕竟头痛，还呕吐过。

在这里，我要补充一下他以前在我这里看过的病史。2017 年底，因为眼痒及抽动，以抽动症治疗，按厥阴风动治，用镇肝药，效果佳。2018 年 7 月，因为被电动车撞过，受惊（惊则气乱，《冷庐医话·今人》陈梦琴有案云：惊气先入心）后出现连续一周睡眠中途惊叫的症状，这是惊引起心包气滞痰凝，出现夜啼，用温胆汤加龙牡等镇肝缓肝化痰，治愈。

以上两次，都提示着，无论是足厥阴还是手厥阴，就已经有亏损的基础。邪之所凑，其气必虚。

所以，这次感冒，一下子就入了手厥阴。温邪上受，首先犯肺，逆传心包。所以，我用透手厥阴心包郁热湿滞的方子——菖蒲郁金汤。

服了这方子，效果就很明显了。

二诊：2018 年 12 月 31 日。主诉：发热复诊。现热已退，未再胡言乱语，现觉疲乏、咳嗽无痰，自觉饮水有药味，口角痛，命门痛，腿酸。

诊断：咳嗽。桑叶 10g，苦杏仁 10g，连翘 10g，白豆蔻 10g，金银花 10g，石菖蒲 10g，滑石 10g，茯苓 10g，百合 10g。三剂。

这次，转咳嗽了，什么样来的路，就什么样去的路，先是感冒，从肺跳到心包了。

那么我治呢，就让邪，原路返回。

从心包，退回到肺，就出现咳嗽，这是排邪反应。

同时，他还出现了命门穴区痛，这是督脉，也是所谓的脊髓所过的地方，与脑相连，也就说明了，为什么会出现神智异常了。

腿酸常见湿热伤络，口角痛常见阳明湿热。

也是开了药，以杏仁汤打底，加了金银花、石菖蒲继续透厥阴里的热。

效果不错。

三诊：2019 年 1 月 4 日。

主诉：咳嗽复诊。已无咳嗽，稍流涕，口角不痛，命门不痛，腿不酸，精神可，胃纳可，睡眠可，二便可，舌淡红嫩苔薄，处以滋脾胃之阴善后。

诊断：咳嗽。山药 10g，芡实 10g，莲子 10g，陈皮 6g，薏苡仁 10g，炒白扁豆 10g，太子参 10g，北沙参 10g。五剂。

吃了药后，没咳嗽，命门也没有再痛，腿也不酸了，于是又开了健脾药收官。

可以说，这个病治得很顺。全程都是顺势而为，没有用过什么特别的药物，都是帮助人体自愈。

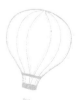

口腔溃疡，很多思路可以治

口腔溃疡俗称"口疮"，是一种常见的发生于口腔黏膜的溃疡性损伤病症，多见于唇内侧、舌头、舌腹、颊黏膜、前庭沟、软腭等部位，这些部位的黏膜缺乏角质化层或角化较差。

舌头溃疡指发生于舌头、舌腹部位的口腔溃疡。

口腔溃疡发作时疼痛剧烈，局部灼痛明显，严重者还会影响饮食、说话，对日常生活造成极大不便；可并发口臭、慢性咽炎、便秘、头痛、头晕、恶心、乏力、烦躁、发热、淋巴结肿大等全身症状。

从我记事起，我爸容易得口腔溃疡。从童年开始，我同样也饱受口腔溃疡的折磨，真所谓"上阵父子兵"，连生病也一样。年幼的我，经常看到父亲一只手把嘴唇掀开，另一只手挤着西瓜霜喷剂，往溃疡点喷药。还在小学的我，就学会了用这个药（有时他也用喉风散。我对比了一下这两种药：喉风散太苦，西瓜霜还能回甘）。

但严重的时候，往往这个药也是没用的。可痛怎么办？说话、吃饭都辛苦怎么办？我往溃疡点上撒盐，用盐去渍，极痛，溃疡点能麻木几小时，随后又接着痛。

总之，我要很小心地注意饮食半个多月才能好。好了后没一个月，又复发。

我父亲常备的三个药：鱼腥草片、银翘片、穿心莲片。

我也学会了去吃，经常超量吃。吃了就腹泻，泻了，溃疡就好，可是，下次发得更加严重。慢慢地，药吃多了，脾胃也变得弱了。

溃疡一直伴随我到 2013 年，到这一年，我才领会到一个道理：疾病，是对机体的一个警告、处罚、保护。你应该终止你错误的饮食习惯、劳逸习惯等。你应该为你的行为受到惩罚。"我这么做，是为了你的身体好。"疾病，大概这么跟我"说"的。

其实这个病，大多是吃出来的。你让我嘴巴痛，就是为了让我控制进食，让胃有时间去消化，去修复，是不是这个意思？儿时，嗜好甜食，口腔里总黏黏的、酸酸的、臭臭的，大概就是湿热。自打我在学校学会用保和丸后，对这个口腔溃疡的机制，算是摸到了一点边，跟吃的关系密切。我发现只要吃甜的、辣的，或者煎炸的，就会发作。

所以，很长一段时间，我都是忌口的，忌口那段时间，就很好。注意饮食后，溃疡自然就慢慢好了。

患者常见问："范医生，为什么我儿子／女儿，总是犯这个问题？明明没有吃上火的东西，都很注意了，吃得很清淡。是不是缺乏维生素？总是用这些药，也不见得好。"

你要是真缺了，吃了就好。吃了不好，就表示你不是真缺这玩意儿。既然是微，就表示要得很少，正常三餐就够了。不能把保健品、保健药当饭，天天一把一把地吃！

明明胡萝卜有的，你要买药吃！

明明大米里有的，你要买药吃！

明明瘦肉里有的，你要买药吃！

明明菜心里有的，你要买药吃！

……

药物能代替食物啊？你每天需要葡萄糖呢？你怎么不每天吊葡萄糖水？还跑去吃饭？

你吃了补不到位，不是你平时饮食的这些元素量不够。问题是出在你肠胃上，是不吸收，别本末倒置了。

再说了，你说你清淡饮食了，还上火，还口腔溃疡。那么我想问你，你还记得，你清淡饮食之前，都吃了些什么吗？这个可以追溯到很久——不是不发作，时候未到。

口腔，是整条消化管子——消化道的发起端，是火车头。

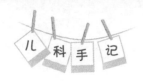

如果是中间出了问题，超载了，会不会给火车头的老司机说一声，别再上客了？中间车厢人、货都满了，有人打架了，有恐怖分子了（这个是生硬的例子，现实中应该不可能出现）。但你要是坐公交车，就会发现，上下班高峰期，车里挤满了人的时候，老司机脾气是很火爆的：别挤了，别挤了，客满了，坐下一趟。

砰，就把车门关了，扬长而去，他有这个底气。

我仅从中医的角度去分析啊！你掀开来看溃疡点——上面一层舌苔一样的白膜，你把白膜弄掉看，底下其实是有渗出的——这是有湿，在往上蒸。脾开窍于口——脾的地界，有问题找房东。

发病前饮食史 1——甜点、水果、煎炸——湿、寒、热。

发病前饮食史 2——聚餐，吃少了就亏，酒——撑——积——沤——化热。

发病前饮食史 3——聚餐，吃少了就亏，酒——撑——积——碍脾——不运——聚湿。

发病前饮食史 4——清淡，食少——凉——脾呆——不运——聚湿——沤热。

汇总：中焦寒湿热阻。

脾气不好或压力过高——克脾胃——呆化——不运——聚湿——化热。

结论：就是从脾找原因。太多各种因素让脾的工作超负荷了。口腔溃疡就是让你别吃了，让你痛，让你留意，你脾胃里还有大把的痰湿没化掉，你给我省点心，别吃了。

先给脾胃减负，该忌口的忌口！不忌口，治好了，马上再复发。该让老公给你道歉的，就马上道歉，该出去散心的，去散心！

食积的？——保和丸、大山楂丸。

解决完食积了，脾又虚？再健脾就是了——健脾丸、香砂六君子丸之类。

情绪不好的？先疏一下肝——逍遥丸。

先解除脾胃以外的病因，再来处理脾胃。中成药解决不了的，怎么办？开汤药喝。

黏膜修复剂，啥方？甘草泻心汤（小柴胡颗粒＋双黄连，其实是变相用了甘草泻心汤），它辛开苦降，把中焦的寒湿热，一扫而空。

可是单纯用这个方行吗？行的。但是你要会调试各药的比例，如果不会，找会的大夫去。寒重了，姜大量点。热重了，连、芩量大点。痰湿重了，半夏量大点。

有食积怎么办？方里没药啊！加点三仙（山楂、神曲、麦芽）。

放不了屁怎么办？槟榔、厚朴、枳壳、鸡矢藤。

热太重了，太痛了，怎么办？实在没办法，加点金银花、连翘，透透热。

胃太寒了，又怎么办？加点白术、高良姜、扁豆、砂仁之类。

除了这个，还有别的方药吗？当然有，你只要记住，病机在中焦，有湿与热，还可能有寒，也可以有痰，还可以有脾胃阴虚、脾胃阳虚，按证来用药。

有寒湿——平胃散。

有痰——二陈汤，温胆汤。

有热——上面的湿去掉了，热就没有地方附着了，有时能自行就消散掉了，或者发得更严重。

有阴虚，要滋阴——山药、芡实、莲子、薏苡仁、北沙参、玉竹、麦冬或口炎清颗粒。

有阳虚——温阳。

寒、湿、热与虚，全都有？可先试服甘露消毒丹。

如果你把口腔溃疡单纯地理解成热，那你就只会用清热药，越清热，脾胃就越寒，脾胃越寒就越不运化，越不运化就越停湿，湿越来越多，就沤热，热一多，就发于口腔，发生溃疡。这个思路，其实和治手足口病、疱疹性咽峡炎，一个道理。总之非常灵活哦！我们可千万不要让病名给束缚了。

口腔溃疡最重要的一个病机，其实就是湿热。保和丸就很好用。

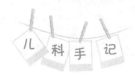

另外，熬夜为主，伴有明显咽干口渴的，这种是阴虚火旺，口炎清颗粒非常适用。

可是保和丸也有无效的时候，我爸反复口腔溃疡几十年，吃保和丸，时而有效，时而无效。

几年前，他来深圳，吃住不习惯，闷得一股火，口特别臭，便秘，溃疡特别痛。他前几十年，都是吃的清泻类的药多，如三黄片这些，都是治标，没办法治本。

那阵子，我在研究《脾胃论》，想着久病气易虚。然后，又回想起了魏龙骧老先生用白术治便秘的经验。就用大剂量的生白术运脾通便。

我以前做过药丸，也做过散剂，生白术哪怕已经烘得很脆了，打成粉的时候，可以很明显地感觉到黏性，是有润性的，粘在手上，搓不掉的。

生白术是有一点润性的。

当时，我给我爸用的方子是：生白术45g，法半夏30g，干姜10g，茯苓30g，肉桂10g。

第二天，他很高兴地给我打电话，说这方子，一喝下去，溃疡就不痛了，还说，当时喝的时候，手是抖的，怕呀，剂量这么大！

明明口臭、便秘、口腔溃疡，都是一派热证，怎么就吃了不上火，还下火？

这个一时半会儿，我没有给他解释。

另外，我给自己亲爹开了30g法半夏，量是超的，大家要注意，不要随便照搬。

当时我正在同时研究痰湿，亲身试过药，单味法半夏，我从30g，每天加量，一直用到80g，其实是有风险的，但是为了观察疗效，我还是坚持了一周。在这期间，大便性状是由"黏"转为"黄长松"的，稍微有点燥，其余的，我没有感觉到不适。

不过，我爸还是不放心，他把半夏去了。

应该说，他是把这个方子里的药，反复地试，最后发现，他对生白术最敏感，效果最好。

其实，关于白术的作用，大家可以去看陈士铎在《本草新编》里的论述，我认为是解释最到位的。运脾之力非常强。脾气一运，大便就通，湿就化，湿一化，郁热就散，没有热了，症状自然就慢慢消失。

以生白术为核心，我爸用了好几年，基本上是当成养生的药了，但是，仍感觉不到位。

说起这个，就又要从前说起了。

我爸小时候，那是没东西吃了，哪像今天物产丰富，当时生活水平很低的。饿得没东西吃，我爷爷也是身体不好，没有办法干活，就叫他去捡些水库里漂出来的死鱼，有时也捡死掉的小猪崽，回来做了吃。但是吃完就一泻千里，死鱼死猪，都臭了，吃了能有好？半夜拉得起不来，还好邻居的大叔，帮忙采了些青草药，喝了才止住。但是就落下了病根子，用现代的病名来表述，就是慢性结肠炎。这个病，缠了他五十多年。干着活，好好的，突然就腹中绞痛，面色青白冒冷汗，必须要找厕所，要不然就拉在裤子上了；要么可以连续几天不大便，大便干硬得像石头，肛裂便血。腹痛、腹泻、便秘交替几十年。

现在来看，就是饮食不洁，导致湿热结于肠间，湿重时则腹泻，热重时则便秘。一辈子被这个湿热缠于肠间，去不掉。天冷了，或下雨了，或吃瓜果生冷了，或洗凉水了，就会加重湿的病机，腹痛腹泻；天热了，或吃辛辣煎炸了，或暴晒了，就会加重热的病机，引起便秘。作为儿子，前面学医的那八九年，一点也没有帮到什么忙。到后面几年，会用白术了，才算缓解了痛苦，但是还没有断根。

其实这几年，我爸都经常自己加减用药，他比我更了解他自己的身体，我平时只是给点建议，他自己真是久病成医了。

说到这个效果，不够理想，只能维持，大概有四年多。

就到前阵子，三四个月前，我不是组了个湿热便秘方吗？这个是我在临床上反复验证了一年多的方子，主要用于孩子便秘，脾虚加湿热，山药、芡实、莲子、白扁豆、薏苡仁、陈皮，他把这个方子，拿来炖瘦肉或排骨，天天炖来吃，然后半个月后，打电话给我说，不用再吃药了，每天

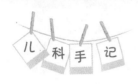

都是"黄长松软"，几十年都没有这样的香蕉便。不过，我爸自己有时也会加减，用点茯苓、浙贝母、沙参、玉竹、麦冬什么的，具体是啥，我也不清楚。后面就不当药来喝了，就直接炖汤了。

王道无近功，看似平淡无奇的方子，可是真的很有用啊。

所以说，口腔溃疡的病机也好，便秘的病机也好，它不仅是饮食上的湿热，还可以有脾虚而产生的湿热。

有时用泻，有时要用补。

回过头来说梨。

我最近口腔溃疡一周，吃了保和丸，没有效。

然后我发现一个问题，就是近期，我洗澡的时候，越洗，就咽越干，午睡醒来，咽也干。

然后，我就觉得，我这是真阴虚了。

阴虚火旺——溃疡。

我就吃了知柏地黄丸。咦，第二天，真的开始收口了。

可见病机，还是要多分析。一个溃疡，可以有很多种治法。

两个月前，有个十几年的口腔溃疡，是个典型的脾气虚型，我用升陷汤治好了。

再说我为什么口干？

原本阴虚，中午吃了几个炸鸡翅，又吃了雪里蕻炒肉炒辣椒，此前又吃了水煮肉片。当时又热，午睡醒的时候，手足心那个热啊！咽喉那个干呀！喝水根本不能缓解，那年秋冬，天气又燥，我更加难受，就赶紧吃了一个梨，然后终于感觉得救了，就来感慨一下。

一个梨，用得好了，就是止渴生津的好药。

但是，也有更多的人，用不好，尤其是虚寒型的咳嗽，越吃梨越咳，这种人，喝了雪梨水后，容易咳大量白痰，甚至是咳到呕吐，吐出涎沫来。

所以，学什么偏方都好，没有中医思维，你一个梨，都是驾驭不了的。

我今天因为吃一个梨而缓解了口渴，但我中病即止，我不会天天吃，再吃几个，脾就寒了，我的气管子就会开始发痒，然后就咳嗽。

急性尿路感染，好用的三味药

尿急、尿少、尿黄、尿热、尿痛这些问题，经常是随手解决的，对于范大夫来说，几乎是不假思索地用药，因为尿痛，我一年也会碰上一两回的，夏季炎热的时候，遇上门诊忙，一坐就是一上午，没挪过屁股，屁股下面是又热又潮，又没去上厕所尿尿冲刷尿道，几个小时下来，停留在尿道的微生物就会繁殖，只要微生物达到一定数量，就会引起炎症。

尿道是通向空气的管腔，细菌着落的概率非常大，但有菌不一定就有炎症，只有数量繁殖上来了，才会让人不适。温度、湿度以及安定的环境是微生物繁殖的条件。久坐不动，体温积蓄（温度），汗液不散（湿度），久不尿尿冲刷尿道（环境安定），微生物就繁殖了，自然就痛了。

其实在儿科，我经常碰到尿路感染的小朋友，用的药非常简单平常。

第一味，车前草，这药是小时候我妈教的，反正碰到这个情况，老妈都是到地里直接采摘了新鲜的车前草煮水给我喝。

第二味，白茅根，这个药是广东人常喝的凉茶，菜市场就有人卖，一扎一扎的，生津凉血利尿。在广东也算是药食同源之品。

第三味，小蓟，是我十几年来在这个问题上用得最多的专药，同时这药目前也是药食同源之品。

没有辨证，就是专病专药，对于急性的尿急、尿少、尿黄、尿热、尿痛，我直接就用这三味药，中病即止，有效的话再吃一天巩固一下就停药了，毕竟是凉药，久服怕伤脾。

后 记

　　我在读定稿时，看到最后，有种戛然而止的感觉，于是想着，是不是该给自己写一篇后记呢？

　　本书的整理其实可以从2016年算起，历时五年，这期间我要对这些协助整理稿件的以下学员表示感谢，其中有张成晶、徐婧、孙琼、孙群、李琳琳、王冰、王颖、邵薇、李颜妮等。

　　书稿有删有减有增有补，整理到最后，两个娃都出来了，忙得团团转，这一耽搁，到最后其实都不想出书的了，就是有点怯场，不知道该怎么写了，也怕出了错谬而误导大家。

　　好在编辑坚持，说是可以整理成书，前后一年，给我捋了七八遍书稿。

　　我希望各位读者看完这本书，至少能明白一些儿科常见病的中医致病机理，遇到情况，心里就不那么慌，可以从容应对。

　　希望各位读者在育儿时，要节饮食、避风寒，吃得要正常，平时有汗要注意，多擦不要着凉，但是不要捂着，还是那句老话——"要想小儿安，三分饥与寒"。

　　总之，就是都悠着点，慢慢来，凡事有个度。

范怨武

2022年7月